NATIONAL GEOGRAPHIC

あなたの
睡眠を改善する
最新知識

朝型勤務がダメな理由

国立精神・神経医療
研究センター部長
三島和夫

まえがき

「睡眠」や「睡眠障害」というキーワードが気になる人は大変多いようです。睡眠に関連した健康書もたくさん出版されています。インターネットでも睡眠に関連した記事を見ない日はありません。本書を手にされた方の中にはすでに何冊か睡眠に関する本を読破された方もおられるのではないでしょうか。

「朝の光で睡眠リズムをリセット！」
「眠りを促す○○を食べて快眠！」

睡眠関連の書籍ではよく見かけるフレーズです。ただし、これらのキャッチコピーの中には一般論としては正しくても生活では役立たないもの、完全な誤りではないけれども解釈や活用法が間違っているもの、年齢や病気によっては逆効果になるものなど、玉石混淆《こんこう》です。

例えば「朝の光で睡眠リズムをリセット！」は睡眠リズムが夜型になって朝起きられなくなった場合にのみ有効です。眠りが浅く目覚めやすい中高年では逆効果。むしろ朝日を浴びすぎて症状が悪化している方もおられます。

「眠りを促す○○を食べて快眠！」も同様です。動物実験では効果があっても人では確かめられていないことも稀《まれ》ではありません。人で効果を得るには毎食3トン食べる必要あり、などという笑い話のような事例もあります。

私がこのような問題に気づいたのは比較的最近のことです。仕事柄、取材や執筆、講演会の機会が多くあるのですが、有り難いことに毎回とても多くの反響をいただきます。講演後に「目からウロコが落ちた！」「今まで全く勘違いをしていた」とおっしゃる方が多く嬉しく感じる反面、いつも戸惑いを覚えていました。専門家から見て「あれ？」と思うような珍妙な仮説、怪しげな民間療法、効果が疑わしい快眠グッズなどについて質問を受けることが非常に多いのです。

冒頭に書いたように睡眠に関する啓発書は数多くあります。インターネットにも睡眠や睡眠障害に関する記事が溢れています。私自身も講演を聴きにきた方が持参された何冊もの一般向け書籍に目を通してみました。皆さんが睡眠についてどのようなことを疑問に感じているのか理解することができてとても勉強になった半面、科学的、医学的に見て疑問符が付く情報も氾濫していることに気づきました。睡眠科学、睡眠医学の分野ではかなり以前から「常識」となっていることが一般的な知識として皆さんに届いていないのです。

また、最近では人の睡眠に優しくない生活習慣を国が奨励するというとんでもない事態も生じています。本書のタイトルにもなっている「朝型勤務」です。ただでさえ現代社会は睡眠リズムが夜型化しています。それは自堕落でなっているのではなく、その人の体質に加えて、人工照明や交代勤務など生活環境の変化から生じている部分が大きいのです。そのような背景を顧みずに「明日から朝型勤務！」と急に号令をかけたのでは生活が破綻してしまう人が続出します。実際欧米では朝型勤務のモデルであるサマータイム制度の中止が論議されています。

このような科学的誤謬《ごびゅう》から派生した睡眠の都市伝説が流布する現状を専門家として歯がゆく感じる気持ちが日増しに強くなっていました。そのような折に、日経ナショナル ジオグラフィック社から睡眠に関する情報発信をしてみないかと声をかけていただきました。私にとってはまさに渡りに船でした。

本書は「ナショナル ジオグラフィック日本版サイト」で2014年6月から連載している「睡眠の都市伝説を斬る」の記事の中から、特に読者の皆さんの関心が高かったものを選んで加筆修正したものです。

本書が目指すのは、睡眠の都市伝説を叩くことではなく、むしろじっくりひも解くことです。なんといっても都市伝説には説得力、突破力があります。その巧妙なレトリックを理解することは睡眠学に限らず科学的批判力を磨くことになるからです。眉唾商品を購入せずにすむだけの眼力も養えることでしょう。

本書は睡眠と健康の科学に関心のある方はもちろんのこと、従来の書籍では疑問を解決できないでいる方、基礎知識プラスアルファを求めている方に読んでいただきたい書籍です。睡眠の常識と非常識を科学の視点から解説し、日々の快眠に役立つ情報としてお伝えすることを心がけました。ぜひお読みいただき、ご自身の睡眠の向上にお役立てください。

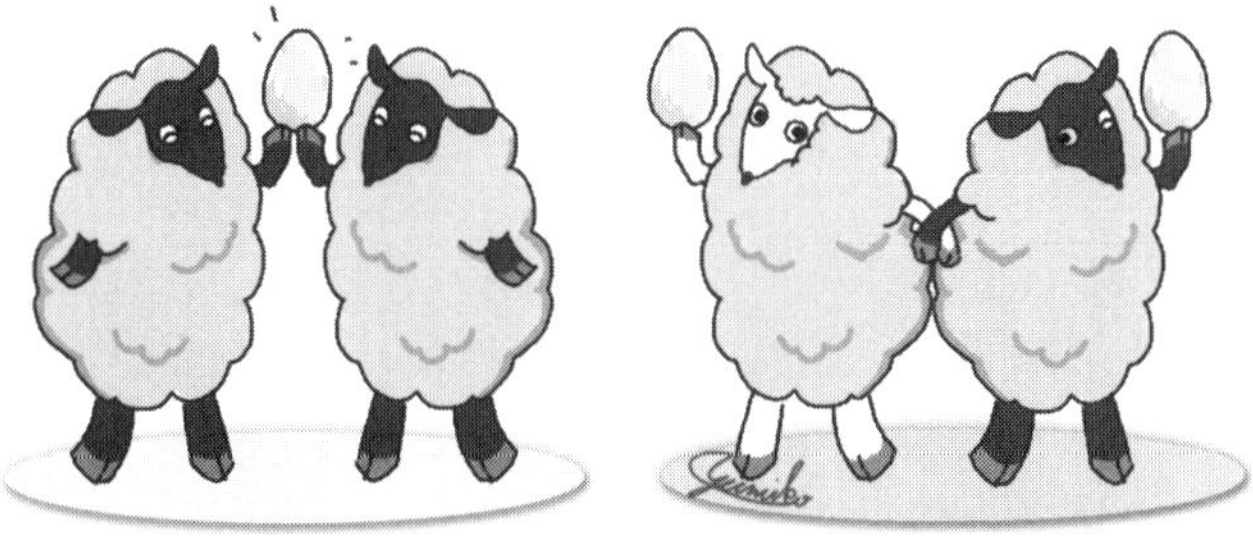

第1章

睡眠と社会の深い関係
現代社会を生き抜くために上手な睡眠とは

第2章 睡眠の謎を解く

ウソと誤解を斬る

第3章 睡眠の悩みを解決する

最新研究の成果からさぐる睡眠の改善

図制作協力　タイプフェイス
本文イラスト　三島由美子

第1章

睡眠と社会の深い関係

現代社会を生き抜くために上手な睡眠とは

第1回

眠気に打ち克《か》つ力 その1
睡眠不足に強いのは勝ち組か？

最初のテーマは睡眠時間の個人差をもたらす「眠気（睡眠不足）に打ち克つ力」である。なんとも響きのよいタイトルだが褒めそやしているのではない。なまじ睡眠不足に耐える力があると、むしろ健康上、社会生活上の問題が生じやすいため注意が必要なのだ。日本人の睡眠不足の現状とそれがもたらすリスクを示したい。

詳しくは第2章で説明するが、適正な睡眠時間は遺伝（体質）や環境（ライフスタイル）のバランスの中でおのずと決まってくる。しかし交通標識と同じで、それを守るかどうかは人による。横断歩道ではきっちり信号を守るのに、睡眠についてはつい赤信号を見落としてしまう、時にはえいやっ！と皆で渡ってしまう、それが日本人である。

睡眠時間の個人差は7時間もある

睡眠時間の疫学調査を行うと、３時間台から10時間台まで、７時間以上の大きな開きが見られる。一方、健康生活を送るために体が最低限必要としている睡眠時間の個人差は２時間程度である（第11回「譲れない眠り、『必要睡眠量』を測る」参照）。これに発達、加齢、性差、季節、ライフスタイル（活動量や食事など）の影響を合わせても到底7時間には及ばない。

では個人差の残りの部分はどうやって生まれるのか。

答えは単純である。「眠くても寝ない」人が多数いるためである。怒らず読み進めていただきたい。「身長の個人差の一部はつま先立ちです」と言っているようなもので、ムッとされるのも当然です。

しかし実生活で見られる**睡眠時間の個人差のかなりの部分は、この眠気に打ち克つ力の個人差で生じている**のである。理論的には「眠くないのに寝る」人もいて不思議はないが、実数は少ない（と思われる）。

それにしても人間とはなんと自虐的な生き物であろうか。体が必要とする睡眠時間を削ってまで活動するのは他の動物には見られない人間特有の〝異常〟行動である。

平日と休日の睡眠時間ギャップ

この睡眠時間のフレキシビリティが24時間社会を支えているとはいえ、〝持続可能性〟という視点では決して褒められた行動ではない。それは週末の寝だめの実態を見れば一目瞭然だ（図1）。

この図はＮＨＫ生活時間調査（２０１１年）のデータから算出した日本人の平日と休日の睡眠時間の違いを示している。じーっと眺めると実に味わい深い。私などはこの図を肴《さかな》にして日本酒３合は楽しめる。

まず、国民全体が土日に思いっきり寝だめしているのが目に飛び込んでくる。日曜より土曜に寝だめが短いのは週休１日の人が引き下げているからで、そのような人は日曜だけ

図1　平日の睡眠不足と休日の寝だめ

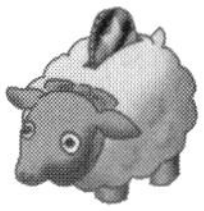

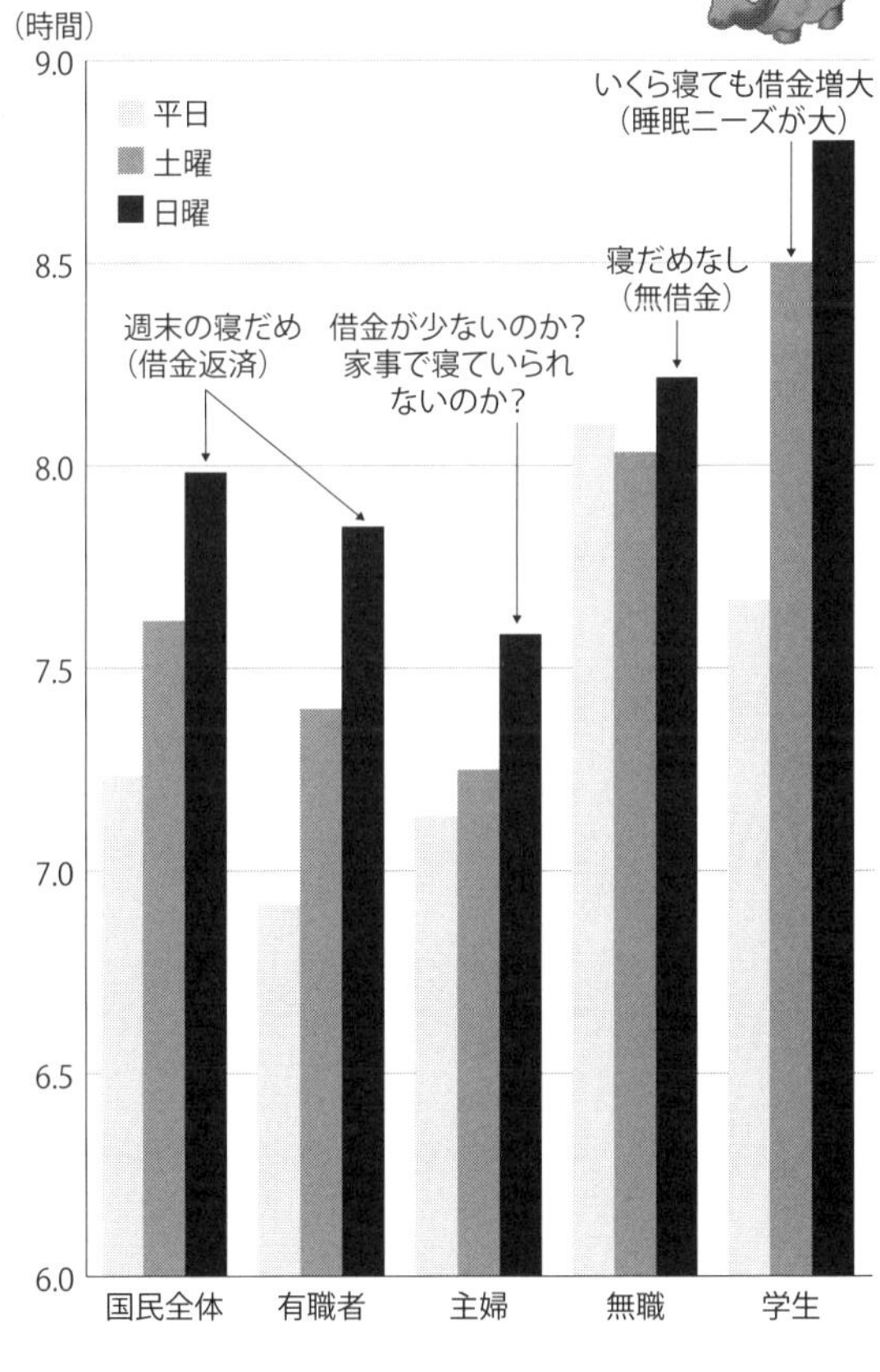

「NHK生活時間調査（2011 年）」から作成。

で睡眠不足の借金を返済するしかなく大変そうである。そもそも週休2日であろうが1週間分の借金を本当にチャラにできるか実に疑わしい。

私たちが行った研究によれば、確かに2日も寝だめすれば眠気は感じなくなるが、ストレスホルモンの増加やインスリンの低分泌など、体がため込んだ睡眠不足の悪影響を解消するには不十分であった。そして週明けからまた借金を始める。まるで日本の国債のような状況である。

次に主婦の睡眠を見てみよう。有職者に比べると週末の寝だめが少ない。平日にある程度睡眠時間を確保できているためであると思われる。

無職の人はさすがに睡眠不足がないようだ。ものの見事に平日と週末で差がない。しかし借金のない生活が無職でないと達成できないとはなんたる皮肉であろうか。

一方、同じ無職ながら学生さんの寝だめの長さは圧倒的である。平日もそれなりに寝ているが全く足りないようだ。若くて運動量も基礎代謝も睡眠のニーズも大きいためである。つまりひとことで言えば「燃費が悪い」のだ。これも次の回で詳しく説明する。

「眠気に打ち克つ力」がある人は勝ち組か

老若男女かなりの国民が睡眠不足の帳尻を合わせようと悪戦苦闘しなければならない社会は異様である。誰が決めたのか知らないが、現代の社会スケジュールは朝型でかつ睡眠時間がやや短めの人向けである。でもそんなラッキーな人は少数派だ。

大部分の人は週末の寝だめでなんとかやり繰りしているのが現状だ。そんな生活は、例えてみれば倒産するのが明らかなのに会社を整理できず借金を重ねる自転車操業と同じで先は見えている。

ここでお題に戻ろう。このような寝不足社会で「眠気に打ち克つ力」がある人は勝ち組だろうか？

明け方に眠気をこらえて原稿を書いている身としては思わず「イエス！」と答えたくなるが、正解は「ノー」である。それはナゼか？

なまじ眠気に打ち克つ力があると、体とココロの赤信号が点灯しているのに気づかず、睡眠不足に対するリスクヘッジを怠ってしまうのだ。痛い痒《かゆ》いがない病気は発見が遅く手遅れになりがちなのと同じである。

さらには変に自信を持ってしまうと、赤信号に気づいていながら「渡り切れる！」と過信して横断歩道に踏み出してしまう。信号無視をしても交通事故に遭わなければよいのだが（編集部注：よくありません）、残念ながら睡眠不足によって健康被害に遭遇する確率は交通事故より圧倒的に高い。もっと詳しい説明は別の回に譲るとして、今回は交通事故に絡めて一例を挙げるに止める。

酒気帯びよりひどい寝不足の害

朝目覚めてから仕事をこなして16時間以上経過すると（8時起床なら深夜0時以降）、それまで踏ん張っていた注意力やパフォーマンスが一気に低下することが知られている。その低下度たるや、酒気帯び運転で検挙されるレベル（血漿《けっしょう》中アルコール濃度0・03％）を大幅に超え、その後もどんどん低下してゆく。

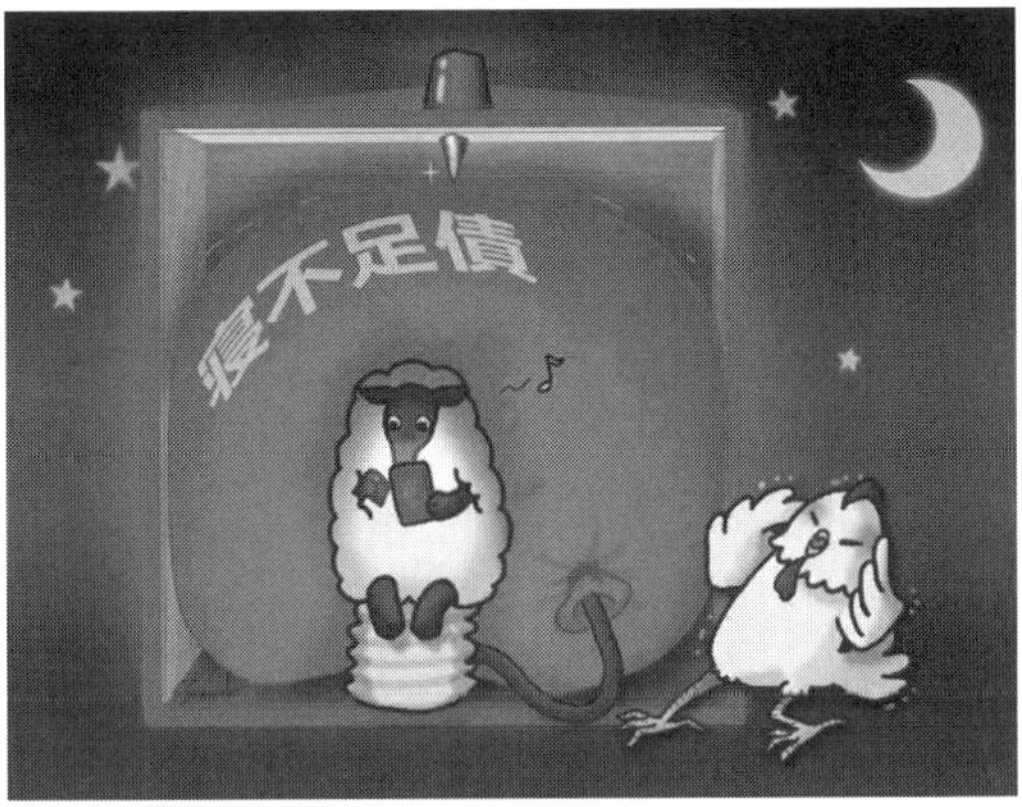

実際の交通事故もまさにその午前0時から明け方にかけて急増する。普通なら危険を感じてパーキングエリアで仮眠を取るシチュエーションである。しかし睡眠不足に打ち克つ力がある（と思っている）人は運転を続けてしまうのだ。ポイントは眠気を感じていなくても注意力やパフォーマンスは着実に低下してゆく点である。

その夜は事故に遭わずに逃げおおせても、長年続けていると心身機能にさまざまな問題を抱えることになる。例えば心筋梗塞《こうそく》や脳出血の罹患率は睡眠不足で急増する。こちらもまさに死亡事故である。

第2回

眠気に打ち克つ力 その2

米国学会が若者に"寝坊のススメ"

「眠気に打ち克つ力」の第2回目は、学生さんの睡眠不足を取り上げてみたい。

「毎晩夜更かしして、遅刻して、授業中は居眠りだ？　たるんどる！（怒）」

いやいやお父さん、「マズイと分かっているが、眠れない」そんな若者も多いことを知っていますか？　その拳を振り下ろす前に、とりあえず最後までお付き合いのほどを。

若者が夜更かしする理由

２０１４年に公開された「健康づくりのための睡眠指針２０１４」では、若者の夜型生活と睡眠不足が取り上げられ、夜中のスマホ（ブルーライト）を自粛するようにアドバイスしている。

夕方から深夜にかけて浴びる光、特に青色波長の光は体内時計に働きかけて翌日の睡眠リズムを遅らせるため、スマホ悪玉論には理がないわけではない。

実は筆者はスマホのブルーライトは大騒ぎするほどのものではないと考えているのだがその話は別の機会に譲るとして、じゃあスマホを取り上げれば若者の夜更かしが解決するかというとそんなことは決してない。スマホのない時代でも暗がりでオールナイトニッポンを夜な夜な聞いていた自身の体験から筆者は強く確信している。

「若者は眠くないから起きているのだ」と。

睡眠時間帯は年代によって変動するが、**高校生から大学生にかけての思春期に最も夜型**

傾向が強まることが分かっている。その正確なメカニズムは不明だが、性ホルモンなどが関与しているらしい。だからといって若者の夜更かし、夜遊びを正当化しようというのではなく、早い時間帯に寝つきにくい若者特有の体質が早寝を邪魔しているという科学的なお話なので、まま、その拳をちょっと緩めて。

人生で最も夜型になる思春期

思春期の夜型傾向は日本学校保健会のデータでも端的に見て取れる。中学、高校と進学するにつれて就床時間がドンドン遅れるのだ。

一方で、登校時間は変わらないどころか遠距離通学の子供もいるため早まる始末。結果的に睡眠時間は大幅に短くなり、睡眠不足を感じている高校生は6割以上に達している。どうりで授業中に寝ている学生が多いわけである（図2）。

成長に伴う夜型化はいったい何歳頃まで進むのであろうか。その答えは図3を見ていただければ一目瞭然、「大学生になるまで」。

図2 思春期では夜型が強まり睡眠不足に！

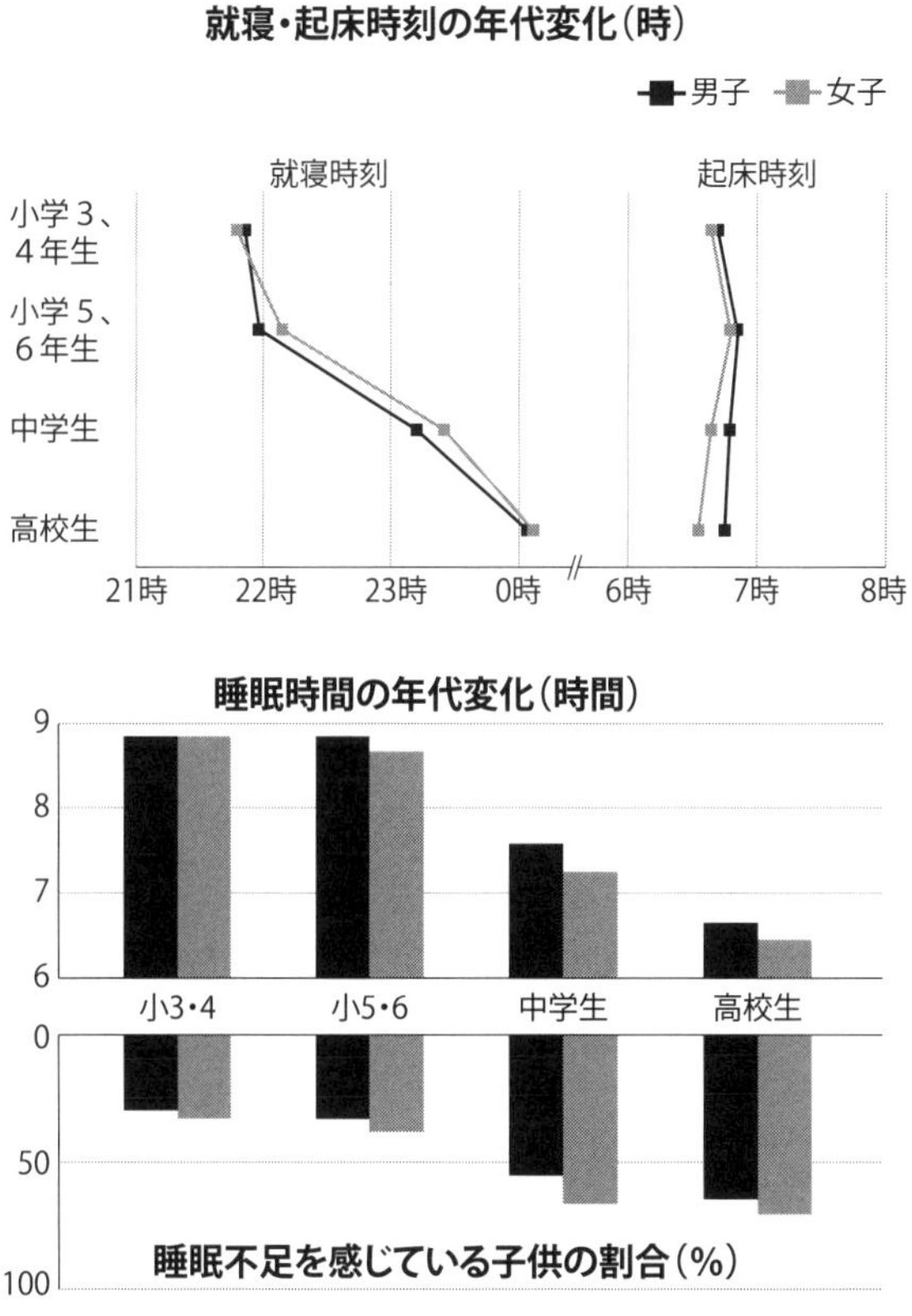

日本学校保健会「平成16年度 児童生徒の健康状態サーベイランス事業報告書」から作成。

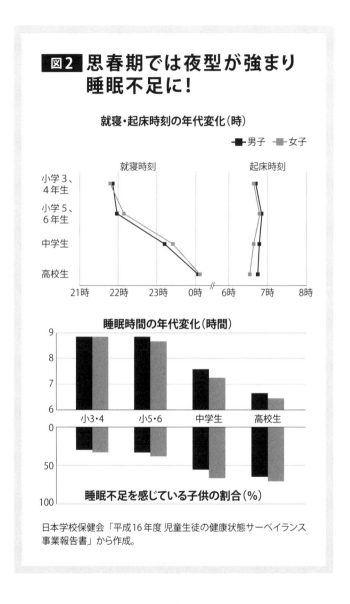

この図はヨーロッパにおける6万人を対象にした睡眠習慣の調査結果で、登校や出勤の制約がない休日の睡眠リズム（睡眠時間帯）をさまざまな年齢層でプロットしてある。図の縦軸は睡眠時間の中央時刻である。平日たまった寝不足の影響は調整済みなので、体が求める自然な睡眠時間帯と考えてよい。

例えば深夜0時に寝て、朝7時に起きる人の中央時刻は午前3時半（3・5）となる。図では10歳、もしくは50歳代半ばにあたる。もちろん睡眠時間の長さが違うので就床起床時刻は異なる。

ご覧の通り女性は19・5歳、男性は21歳の大学生で夜型のピークを迎える。21歳男性の平均中央時刻は5・5なので、7時間睡眠だとすれば寝つくのは2時で、目覚めるのは9時となる。

しかしこの起床時刻では平日だと完全に「アウト」である。では、どうするか？ ま、頑張って起きるしかない。厄介なのは、起床は目覚ましとお母さんのかけ声でなんとかなるが、寝つきだけはどうにもならないという点だ。お父さんが怒鳴っても逆効果なので、まま、抑えて抑えて。

図3 年代毎に大きく変化する睡眠時間帯

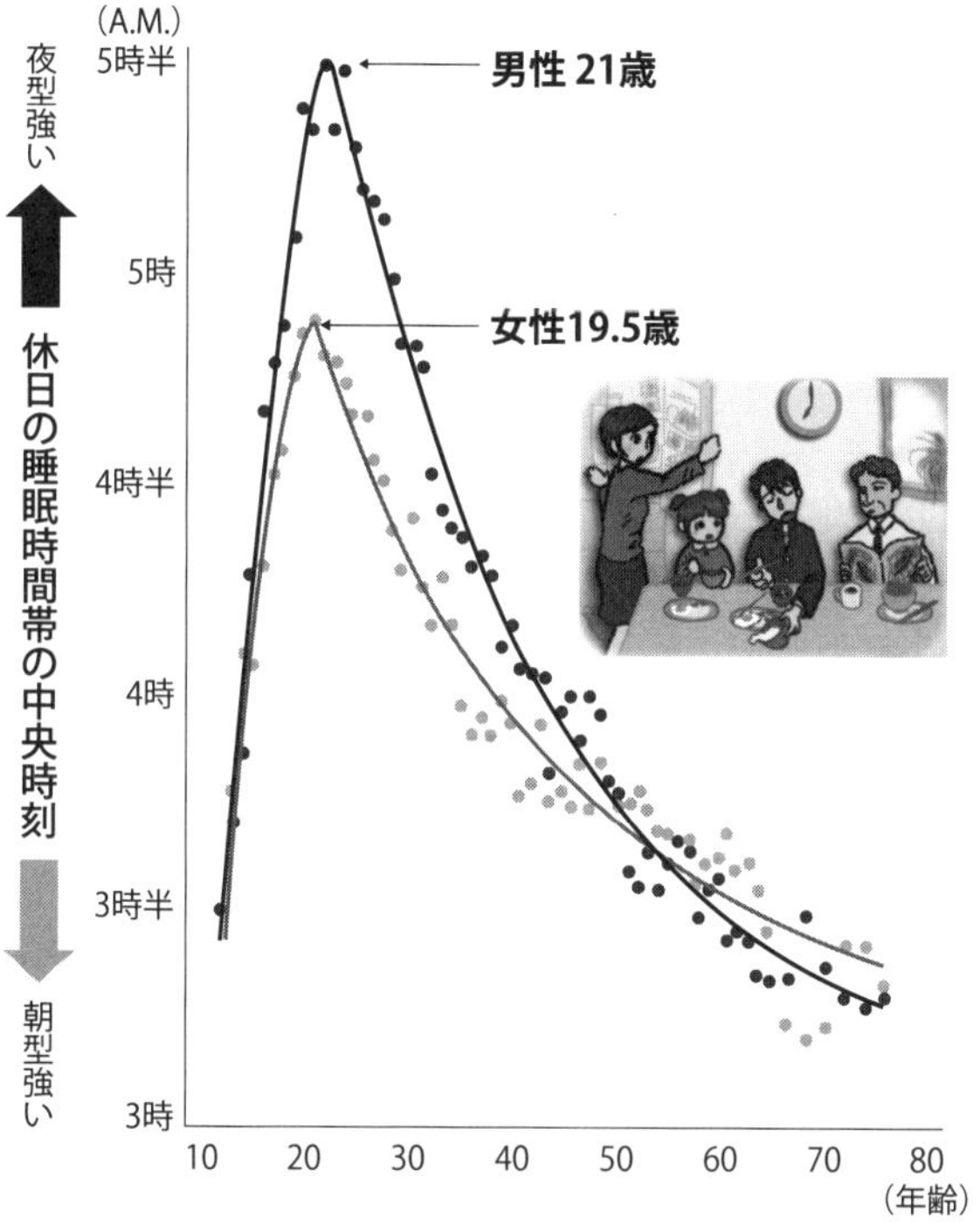

「早寝・早起き・朝ご飯」は若者にとって大変なのである。欧州６万人での睡眠習慣調査。Russell Fosterら（2008年）のデータから改変して引用。

基本的に睡眠不足なのだから早めに眠くなってもよさそうなものだが、夜型傾向が強いと夕食後にむしろ眠気が飛んでしまい、早寝につながらないのだ。「早寝早起き朝ご飯」は理想だが、若者の睡眠不足解消のかけ声にするにはちとハードルが高い。

登校時間が早すぎる

この問題について、ごく最近米国から興味深い話題が届いた。有力な学術団体の一つである米国小児科学会が、ティーンエイジャーの登校時間について画期的な声明を出したのである。要約すると内容は次のようなものだ。

米国小児科学会の声明

①学業と心身の健康を維持するためには毎日8・5〜9・5時間の睡眠時間が必要で、睡眠不足を昼寝や週末の寝坊で穴埋めするのは無理である。

②思春期は人生で最も体内時計が夜型化する年代なので、(あくまで平均だが) 23

時前に寝て、朝８時前に目覚めるのは難しい。

③したがって睡眠時間を確保するためには現在の一般的な登校時間である朝８時30分は早すぎるので、もっと登校時間を遅くするなど工夫が必要である。

なんと！　早寝早起きではなく寝坊のススメである。

誤解されては困るので繰り返すが、夜更かしを勧めているのではない。生理的に早寝早起きが難しい年代であるから、努力だけでは限界がある、起床時刻が早いとどうしても睡眠不足になる、では制度変更で対応してあげよう、ということなのだ。

この声明を読んで、「今更遅いわい！　自分の学生時代に言ってほしかった！」とうめき声を上げた方も少なくないはず。勉強やスポーツで忙しいのならやむを得ないが、生理的にマッチしない登校時間のために睡眠不足になって、授業中寝ているのでは本末転倒である。米国には登校時間が朝７時前の進学校もあるそうで、いくらなんでも無茶である。

小児睡眠学の専門家は登校時刻を９時にすることを勧めている。

さすが米国、提言をするための実証研究もすでに行われており、始業時間が早いことにより学業成績の低下、メンタルヘルスの悪化、通学中の交通事故の増加などさまざまな問題が生じることが明らかになっている。

そこで次のステップとして、始業時間を遅くすることでこれらの問題が改善されるのかチャレンジした学校があった。その結果を紹介しよう。

登校時間を遅らせてみたら

この試みは、米国ロードアイランドの私立校に通学している9～12年生（日本の中学3～高校3年生に相当）を対象に行われた。2カ月間にわたって始業時間をそれまでの午前8時から8時半へと30分遅くしたのだ。親の同意が得られた201名の学生が試験に参加している。

その結果、参加した学生の睡眠時間は試験前の平均7時間7分から7時間52分へと45分長くなり、授業中の眠気が顕著に減り、集中力が上がるようになったのだ。

30分寝坊できるようにしただけで、なぜ睡眠時間が45分長くなったのか理由は明らかでないが、授業中の居眠りが減ったため早い時間帯に眠気が出るようになったのであろう。実は、参加した学生にはさらに特筆すべき変化が見られたという。

始業時間を遅らせることで抑うつ感や倦怠《けんたい》感が改善し、健康に対する不安を訴えることが少なくなり、学習や課外活動へのモチベーションが高まったのだ。逆に言えば、思春期の夜型体質のために睡眠不足に陥り、その結果、眠気だけでなくココロと体にさまざまな悪影響をこうむっている若者が多いことを如実に示した結果であった。

これらの結果を受けて、現在英国では百校以上の高校に在籍する３万人以上の生徒が参加して、授業開始時間を遅らせることで得られる効果についての更に大規模な検証試験が行われている。パイロット研究の結果、ある高校では成績上位者の割合が34％から50％に急増したというので話題になった。

さて、お父さん、今回のお話いかがだったでしょうか。

「言い分は分かった。しかし夜更かしを正当化されたら困る、ウチの子には黙っとこ」

仕方がありません……。でも拳ではなく少し優しく叱ってあげてください。いや、気味悪がってかえって眠れなくなるか。

第3回

眠気に打ち克つ力 その3
知らぬ間に膨れあがる寝不足ローンにご用心

「寝だめ」――よく使われる言葉だが、正確には貯金ではなく、平日にため込んだ睡眠不足の借金返済である。

借金をしているという認識があればまだしも、「ツケで飲める馴染みの店から送られてきた月末の請求書を見て吃驚！」「リボ払いが重なって気づいたら返済不能！」のような、密かに膨れあがる借金型の睡眠不足が多いので要注意である。

そこで今回は「眠気に打ち克つ力」の第3回目として、知らず知らずのうちに危うい状態にまで蓄積してしまう睡眠不足の実態についてご紹介する。

日常的な「少し寝足りない」

ここで第1の質問。

「あなたは毎日十分に満ち足りた睡眠時間を確保できていますか？」

「自然な目覚めで朝を迎えていますか？」

この問いに「イエス！」と答えたあなたは今回の話は気楽に読み飛ばしていただいて結構です。

しかし読者の多くは「少し寝足りない」日々を過ごしているのではないだろうか――睡眠不足でバタンキューというほどではないが、できればもう1時間、せめて30分寝たい、でも遅刻はマズイから這《は》うようにして寝床から出て出勤。

そんなあなたに第2の質問。

「少し寝足りないことで、日々の生活に支障が出ていますか？」

睡眠不足にもイロイロある。徹夜の影響は分かりやすい。眠気が強くて会議で居眠りをしてしまった、イライラして部下につらく当たってしまった、逆に少しハイになりオヤジギャグを口走って後悔した、などといった経験をお持ちの方も多いだろう。

もちろん徹夜明けは危険が一杯なのだが、「一睡もしていない」という危機感があるため、運転も含めて無茶はしないのが普通だ。

かたや、普段の生活でもしばしば経験する「少し寝足りない」についてはどうだろう。「起きるのは大変だけど、いったん職場に出るとそれなりに仕事はこなせている」「徹夜はマズイけど、6時間くらい寝ていればなんとかなる」……。

ついつい軽視しがちだが、さほど問題ない、眠くなければ大丈夫、などという判断は非常に危険であることが数多くの研究から明らかにされている。

睡眠不足の〝金利〟は悪徳業者並み

ここで今回のキーワード。

「少し寝足りない日々が1、2週間続いただけで徹夜以上のダメージが生じる」

少し借りたつもりでも法定外金利で膨れあがる借金、それが睡眠不足なのである。

少し寝足りない状態が人の認知機能に及ぼす影響を調べたユニークな研究がある。21～38歳の被験者48名を４グループに分け、３グループにはそれぞれ14日間にわたって４時間、６時間、８時間睡眠で過ごしてもらい、不運な残る1グループには３日連続の徹夜（！）に耐えてもらった。それぞれのグループの眠気や認知機能（刺激への反応能力）の変化を表したのが図４である。

８時間睡眠のグループはさすがに２週間の試験期間中を通じて眠気が強まることはなかった。しかし、４時間睡眠と６時間睡眠のグループは試験開始直後から眠気が強まり、４時間睡眠では1週間を超えると1晩の徹夜と同じレベルの眠気を感じるようになる。「少し寝足りない」状態が認知機能に与える悪影響はさらに甚大である。６時間睡眠ですら10日を超えると徹夜明けと同じレベルにまで認知機能が低下する。これでは運転や危険作業に従事するのは非常に危うい。

４時間睡眠ともなると２週目には３晩連続の徹夜と同程度にまで低下する。筆者は２晩

図4

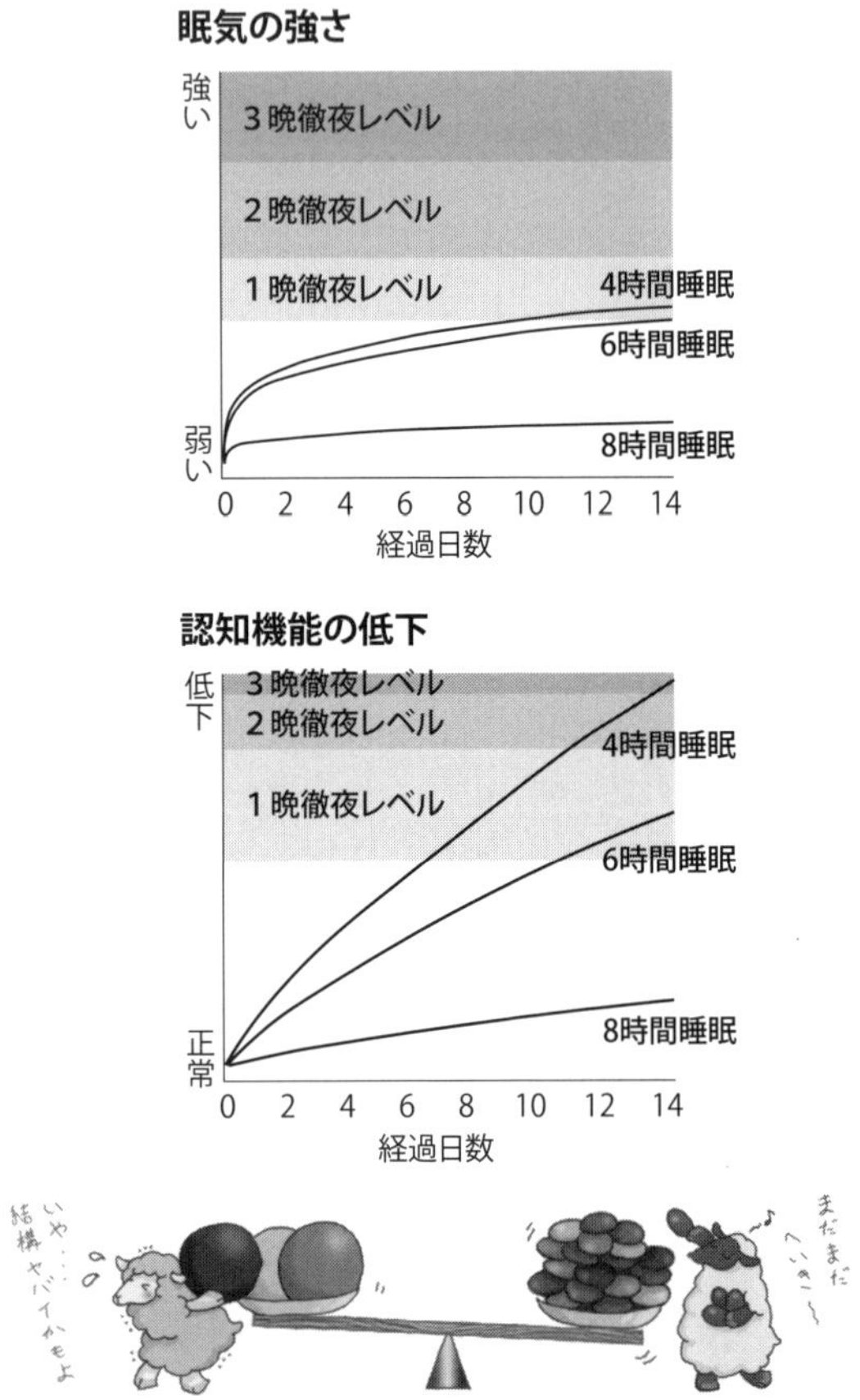

「ちりも積もれば山となる」寝不足ローン。Van Dongen らのデータから筆者が作成。

連続の徹夜しか経験がないので、３晩連続の徹夜でどのような状態になるのか想像がつかないが、上司は言わずもがな、推しメンのまゆの前ですら寝てしまうことは間違いない。

普段の生活では週末に借金返済をすることで睡眠不足の悪影響を軽減しているわけだが、忙しくて週末の休みが取れないときにどうするか。目の前の仕事をフラフラになりながらやるか、睡眠を確保して能率よく片付けるか、その選択は個人の考え方次第である。きれい事を言っていられない場合も多いだろう。

しかし、危険作業や運輸など、眠気や集中力低下が人命に関わる仕事に従事している人々については後者の発想であるべきだ。実際、過密勤務のバス運転手が引き起こした痛ましい事故も記憶に新しい。

この研究結果では、眠気の強さと認知機能の低下との間に異なったトレンドがあることにも注意する必要がある。**眠気は一定程度強くなると頭打ちになるが、認知機能は睡眠不足の蓄積に応じてドンドン低下する**のだ。このような眠気と認知機能の乖離《かいり》こそがヒューマンエラー（事故）の大きな原因となる。

通常私たちは眠気の有無を睡眠不足のセンサーとしているため、下手に眠気だけが軽減されるとかえって事故が起こりやすいのだ。

眠気覚ましに頼るのも注意

これに関連して筆者らはある実験を行ったことがある。若者に徹夜をさせ、深夜から明け方にかけて細かな注意力を必要とするいくつかの認知機能テストを何度も繰り返し実施したのだ。

若者には2回の徹夜試験に参加してもらった。1回は静かにデスクワークをさせ、もう1回は定期的に眠気覚ましの軽運動や会話を許した。その結果、眠気覚ましのあるセッションでは明らかに眠気は軽くなり気分も良好に一晩を過ごせた。一方、静かに過ごしたセッションでは明け方の眠気を堪えるのが大変で、苦しい夜を過ごすことになった。この違いは経験的にもご納得いただけるのではないだろうか。

一方、認知機能テストの結果はというと、2つのセッションで全く違いはなかったのである。眠気があろうがなかろうが、数字と記号合わせでケアレスミスを多発する、モニター上で動くターゲットを追跡しようとしても上手く捉えられないなど、いずれのセッションでも認知機能は明け方に向けて一直線に低下していったのであった。

では、コーヒーを飲めばどうだろうか。カフェインは眠気を軽減するだけではなく認知機能の低下を防ぐという報告もあれば、いや認知機能は低下したままだというものもあるなど、残念ながら一定の結論は出ていない。コーヒーの力を過信するのは禁物だろう。

今回の話のまとめである。生活をしていれば十分な睡眠時間を確保できない時期もある。睡眠不足によって判断能力やパフォーマンスが低下するのも避けがたい。しかし、自分自身が睡眠不足に陥っている危険性を認識して、適切な予防策をとることは可能である。運動やカフェインなどを使った一時的な眠気覚ましは事故防止の根本的な対処にならないことはぜひご記憶願いたい。

また、**睡眠不足が慢性化している人は眠気をうまく自覚できなくなる**ことが知られている。たまに眠気が強くなるから自覚できるのであって、毎日眠気が強ければそのことに違和感を感じなくなるからだ。居眠り運転も危機感が薄れた時に起こりやすいので要注意だ。

第4回

朝型勤務がダメな理由

原稿を書いている2015年の夏、「朝型勤務」が話題だ。

言い出しっぺの政府から範を垂れるということか、まずは2015年の夏7~8月に国家公務員の始業時間を原則1~2時間前倒しすることを決めたらしい。

この種の話はときどき登場しては自然消滅するが、今回は安倍首相が閣僚懇談会で朝型勤務の推進を直接指示したそうだから、これは重い。実際、厚生労働大臣名で経団連、日本商工会議所、全国中小企業団体中央会に朝型勤務推進の協力を要請したとのことで、その本気度がうかがい知れる。

私の勤務先は行政府とのつながりが深く、現在でも厚労省関係の研究事業を数多く請け負っているし、医療政策上の提言などもする。国が決めた施策に真っ向から異論を唱えるのはいささか具合が悪い面もあるのだが、率直に言ってこの朝型勤務は「いただけない」。多数の労働者とその家族に心身両面の負担をかけることになるため、実行するのであれば少なくともセーフティネットを張る必要がある。

朝型勤務のメリットは本当か？

人の生活スタイルを大きく変えようというのであるから、範を垂れる前に義を説く必要がある。行政や企業側の考える朝型勤務の義とは何か？　立ち位置によって表現は若干変わるが、共通して挙げられている〝メリット〟は以下のようなものだ。

・残業を減らせる
・生産性が向上する
・社員のワークライフバランスが改善する

この連載は睡眠がテーマなので、「減るのは会社での残業だろ!」とか余計な突っ込みは止めておこう。朝型勤務がデメリットだらけと主張するつもりもない。従来の勤務時間やフレックスタイム制と同様にメリットもデメリットもある。

しかし、あえて今、労働者にとってハードルが高い朝型勤務を、唐突に、さしたる根拠もなく、大手から中小企業までの幅広い労働者層に一律押しつけようとするのか理解しがたいのである。

事故や体調不良を引き起こすサマータイム

朝型勤務と似た制度としてサマータイムがある。ご存じの読者も多いと思うが、例えば米国のサマータイムでは3月の第2日曜に時計を1時間進め(夏時間)、11月の第1日曜に標準時刻に戻す。

今回公務員を対象に行う朝型勤務の期間は2カ月と短いが、変動幅は1時間以上と欧米のサマータイムよりも大きい。実はこれ、事故や体調不良を引き起こす最悪のパターンである。というのも、米国、フランス、ドイツ、カナダなどサマータイムをすでに導入している欧米各国の研究者の調査によれば、時刻の切り替え時期（特に夏時間への移行時期）に死亡事故や心筋梗塞など心身の不調が顕著に増加することが明らかになっているからである。

勤務時間をコロコロ入れ替えるのが一番よくない。しかも、1時間の変更でも人々の安全や健康に多大な影響があるのに2時間も前倒ししたら……。公務員の方は要注意である。ではサマータイムのメリットの方はどうであったか。

残念ながら、期待された省エネ効果はさほどでもないことも明らかになってしまった。先の調査に関わったフランスの議員団はこれらの結果を受けて、このような人為的で不自然な制度は止めるべきであると勧告している。

すなわち国際的には時代遅れの制度なのである。

日本でも福田内閣時代にサマータイムの導入が検討されたが、先のような反論が数多く出され結局見送られた。あの時の論議は忘れられたのであろうか？

「朝型勤務」などと名称を変えてもこれは改悪版サマータイムであり、科学的な視点から見ればその導入には理がない。

「早起きがつらいのは最初だけ」のウソ

公務員の朝型勤務は夏限定であるが、一部の商社が取り入れているのは「永続的な」朝型勤務である。これは後ほどご説明するように、別の意味で非常にキツイ。

そもそも朝型勤務によって生産性は向上するのだろうか。私はかなり懐疑的である。少なくとも一部の労働者にとってはかなり厳しい状況が待ち受けているだろう。

ともあれ、ある企業のホームページに掲載されている朝型勤務の「成功例」（図5）を見てみよう。法務部勤務のN氏の一日だそうである。

ひゃー、少なくともN氏は「標準的な」成功例ではない。N氏のアクティビティを眺めるに、営業一課でも十分番を張れる強者と見た。そもそも朝型勤務の導入前から早起きを楽に実践できていた方ではないだろうか。加えて、朝7時半から預けられる社員用託児所

図5　一日の流れ

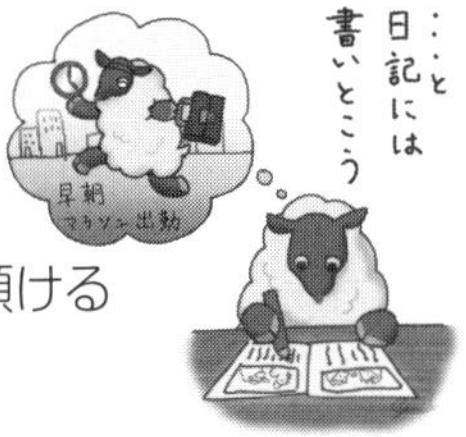

5:00	起床
5:30	ジム開始
7:30	社員用託児所に子供を預ける
7:40	出社
	〜
18:30	社員用託児所に子供をお迎え
19:00	食事、片付け、家族団欒
21:30	近所のライブラリーで勉強や読書
23:00	就寝

があり、その10分後には出社という恵まれた……いやいや止めておこう。

「早起きがつらいのは最初だけ」「早起きは早寝に通じる」などという楽観論もよく聞くが、コトはそう単純ではない。

確かに、普段より早起きすると体内時計の時刻は早まる（朝型にシフトする）。ポイントは太陽光を浴びるタイミングの変化である。午前中、特に早朝に網膜に入射する強い光は（当日ではなく）翌日の体内時計をより朝型にシフトする作用があるからだ。

これは体内時計時刻の光位相反応（朝型シフト効果）と呼ばれる現象で、「朝の光で体内時計をリセット」などのフレーズが雑誌に載っているのを目にした読者も多いだろう。一見、早起きが翌日の目覚めをよくする好循環が得られそうな感じがするが、いざ実践するとなかなか理屈通りに進まないのである。その理由をいくつかご紹介しよう。

第1に、この**光位相反応は基本的に1日しか持続しない**。「土日も含めて」毎日継続しなければ安定した朝型の睡眠習慣が維持できない。

7割以上の人では体内時計周期が24時間よりも長いため、早起きの努力を怠れば寝起きの時間は自然に夜型にずれ込むようになっているのだ。特に夜型傾向が強い人では、平日5日間早起きを続けても、週末に寝だめをしてしまうと睡眠リズムはあっという間に逆戻りしてしまう。早朝の光が寝坊(閉眼)でシャットアウトされるためである。平日に日銭を稼いでも、週末に休めばすっからかん、なのだ。

第2に、休日も含めて毎日早起きを続けても、**朝型の睡眠習慣が安定化するまでに時間がかかる**。睡眠を支える深部体温やホルモンなどのさまざまな生体リズムが朝型勤務のスケジュールにしっかり同調しなければ早起きはできても早寝ができない。

朝7時に起床していた人が、N氏を模範として朝5時に早起きしても、就寝時間が早起きの2時間分早まるのに3週間程度かかる。夜型が強い人はさらに長期間かかる。その間は睡眠不足に耐えなくてはならない。

しかも、働き盛りの世代でN氏のように6時間睡眠で満足できる人は多くはない。百歩譲って睡眠時間を最低6時間確保するとして、若い世代で23時に寝つくのは体内時計の特徴や夜間照明の影響などでかなりハードルが高い（第2回「眠気に打ち克つ力　その2――米国学会が若者に〝寝坊のススメ〟」参照）。

第3に、実に残念なことだが救われるべき**夜型の人ほど光による朝型シフト効果が出にくく、また休日に逆戻りしやすい**。体内時計が後方へシフトする力が強いためで、エンドレスの努力が必要になる。そのため朝型勤務への適応度については夜型を中心に「落ちこぼれ」が出てくるだろう。

夜型は決して少数派ではない。成人の3割は夜型である。

気になる方は国立精神・神経医療研究センターが作成した睡眠医療プラットフォームを訪れていただきたい。自分のクロノタイプが何型なのか、一般成人の中でどの程度に位置するのか算出してくれる。本書第1章の最後にも質問紙を収録した（101ページ）。

図6 朝型夜型スコア

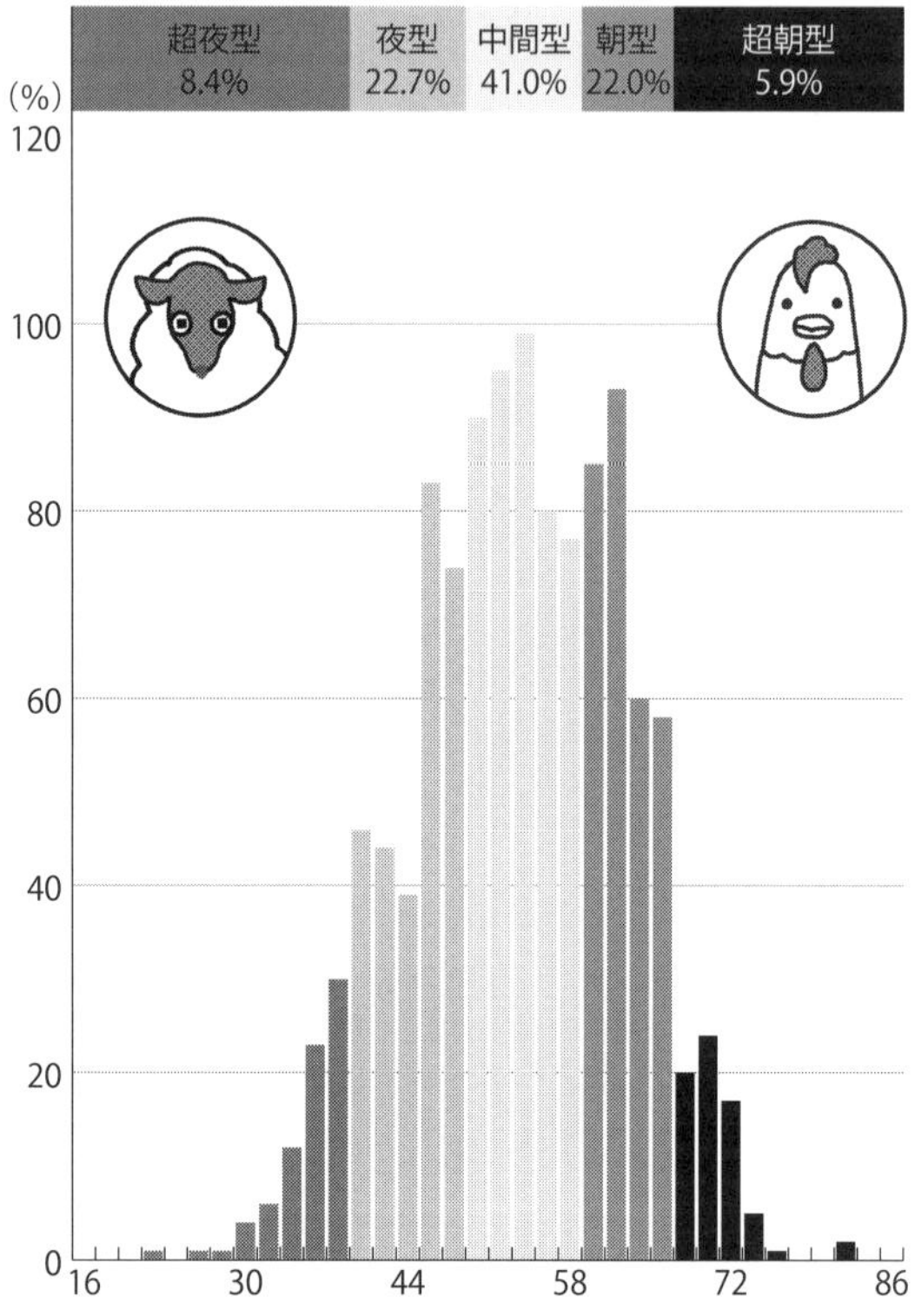

朝型夜型チェックリストによるクロノタイプの分布（国立精神・神経医療研究センターで実施した1170名での調査結果）。夜型生活をしていると夜型になるのではなく、夜型になりやすい体質がある。

▼朝型夜型質問紙（http://sleepmed.jp/platform/index.html）

このサイトで判定されるクロノタイプは、一日のどの時間帯に目覚めやすく、パフォーマンスが高まり、疲労を感じ、そして眠りやすいか包括的に評価する指標である。

夜型体質は激流のぼり

体内時計の周期が長いことは夜型体質になる最大の原因であるが、そのほかにも必要睡眠時間が長いために早寝しても起床がつらい、早朝低血圧で起床後の能率が上がらないなど人によって事情はまちまちである。

このような体質的な夜型の人にとって、朝型勤務は仕事のパフォーマンスを低下させる大きなリスクになる。短期的な調査では見落とされがちだ。

夜型体質の人の苦労を理解するには、下流（夜型）に向かう川に小舟を浮かべて、流されないように毎日必死にオールを漕ぐ船頭をイメージしていただきたい。朝型の人は流れ

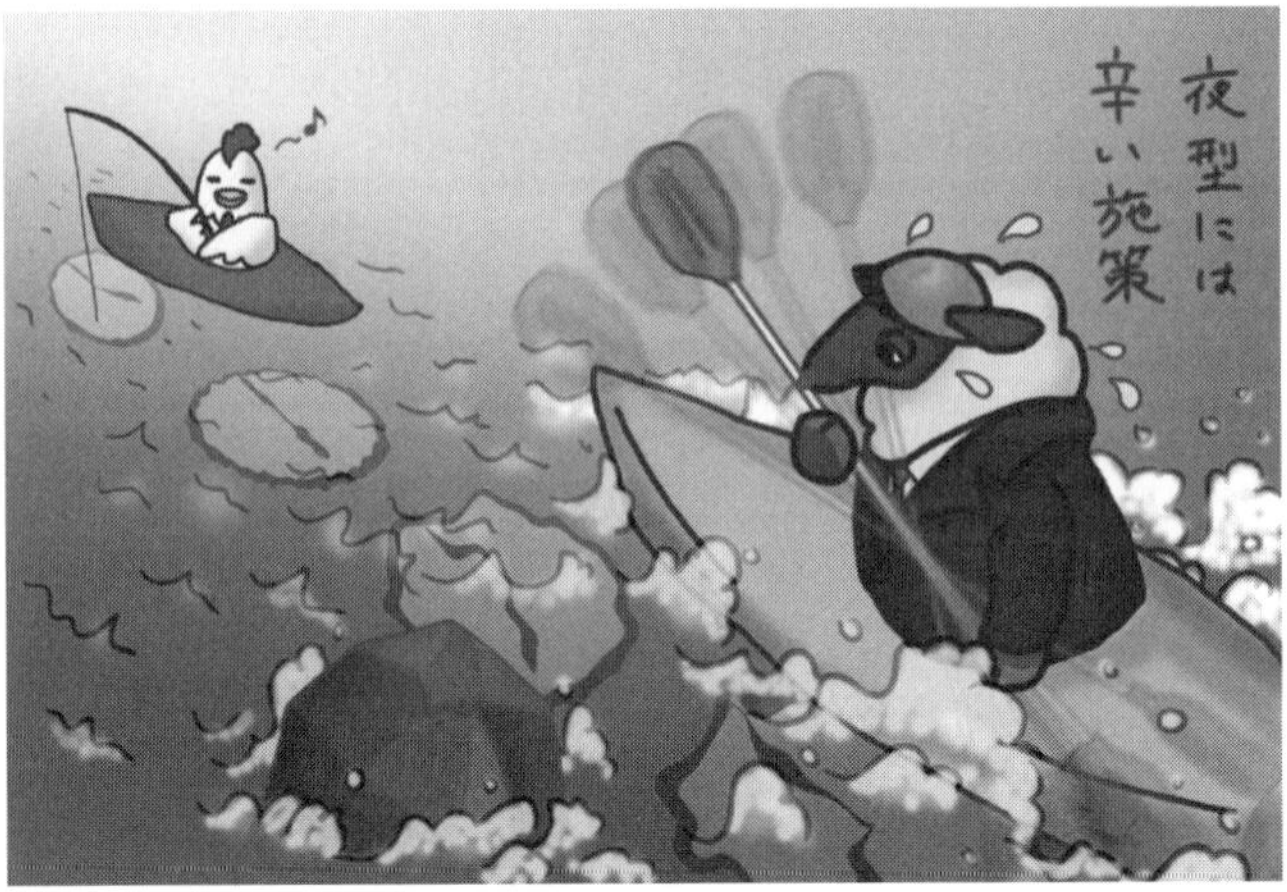

が緩やか、時には流れが止まっていることもある。このような人々は朝型勤務も全く苦痛でない（体内時計の周期が24時間よりも短すぎて、アマゾン川のポロロッカのように逆流し、ひどい早寝と早朝覚醒に陥る遺伝性の睡眠障害もある）。

これに対して夜型の人は激流との戦いである。流されないようにするのが精一杯。どうやって上流に行けというのか。カヤックのオリンピック選手でもいずれは疲れ果ててしまうだろう。

朝型勤務の問題点をまとめよう。

①睡眠リズムを朝型にする（前倒しする）のは体内時計のメカニズムからみてハードルが高い

②結果的に現状でも限界に近い睡眠不足をさらに悪化させる可能性がある

③朝型勤務に適応しにくい労働者が少なからず存在する
④特に体質的な夜型傾向の強い人では適応しきれず心身の不調を引き起こしかねない

などが挙げられる。

不眠や生活習慣病など持病のある人はさらに健康管理が難しくなるだろう。

労働者の勤務時間にも多様性を

朝型勤務が徹底され、かつ残業が減れば、たしかに会社の電力消費量を抑える効果は期待できるだろう。ある大手企業では、朝型勤務に夜間残業と同じ割増賃金を乗せるというインセンティブを付けても、総人件費を減らすことができたそうである。短期的な経費節減にはつながりそうである。

しかし、会社の近くのスターバックスが残業持ち帰りの社員で満席になったなどという話もある。本当に仕事を早めに切り上げて、充実ライフを過ごすことのできる労働者がどれだけ増えるだろうか。

労働者の長時間労働問題は総業務量や生産性の問題であり、勤務時間の時間的な分配調整でお茶を濁せる類いのものではないと思うのだが。朝型勤務を推進する企業が掲げる「夜型の残業体質の転換」というスローガンは聞こえはいいものの、その効果についてはかなり眉唾であり、リスクについては論議を尽くしていない。拙速の印象が拭いきれない。

一方で、朝型勤務推進派の主張にも傾聴すべきものがある。残業イコール仕事を頑張っている人というステレオタイプな考え方からの脱却である。終業時間を設定するという考え方は、とかく長時間労働や寝不足自慢をする傾向がある日本人にとっては一石を投じる効果がある。

だからといって、終業を早くした分早起きして仕事を始めろという発想は楽観的に過ぎる。その理由は今回ご説明した通りである。

最近流行のビジネス用語「ダイバーシティ」とは多様な人材を積極的に活用しようという考え方らしいが、労働者のパフォーマンスを最適化する勤務時間についてもぜひ多様性を認めてほしい。睡眠やクロノタイプも個性の一つなのだから。

第５回

朝型勤務補講１

朝型夜型って何？

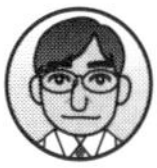

ウェブ・ナショジオの連載では、睡眠科学、睡眠医療、睡眠社会学などさまざまなテーマについて徒然《つれづれ》なるままに書かせてもらったけど、中でも前回の「朝型勤務がダメな理由」は読者からの反響が大きかったなー。

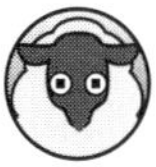

国の肝煎りで、公務員はじめ、大手から中小企業まで幅広く呼びかけたとなると、他人ごとじゃないですからね。私なんか朝型勤務を申し渡されたら、即、辞職願を出す覚悟です！　オーストラリアでゆるキャラでもやります！

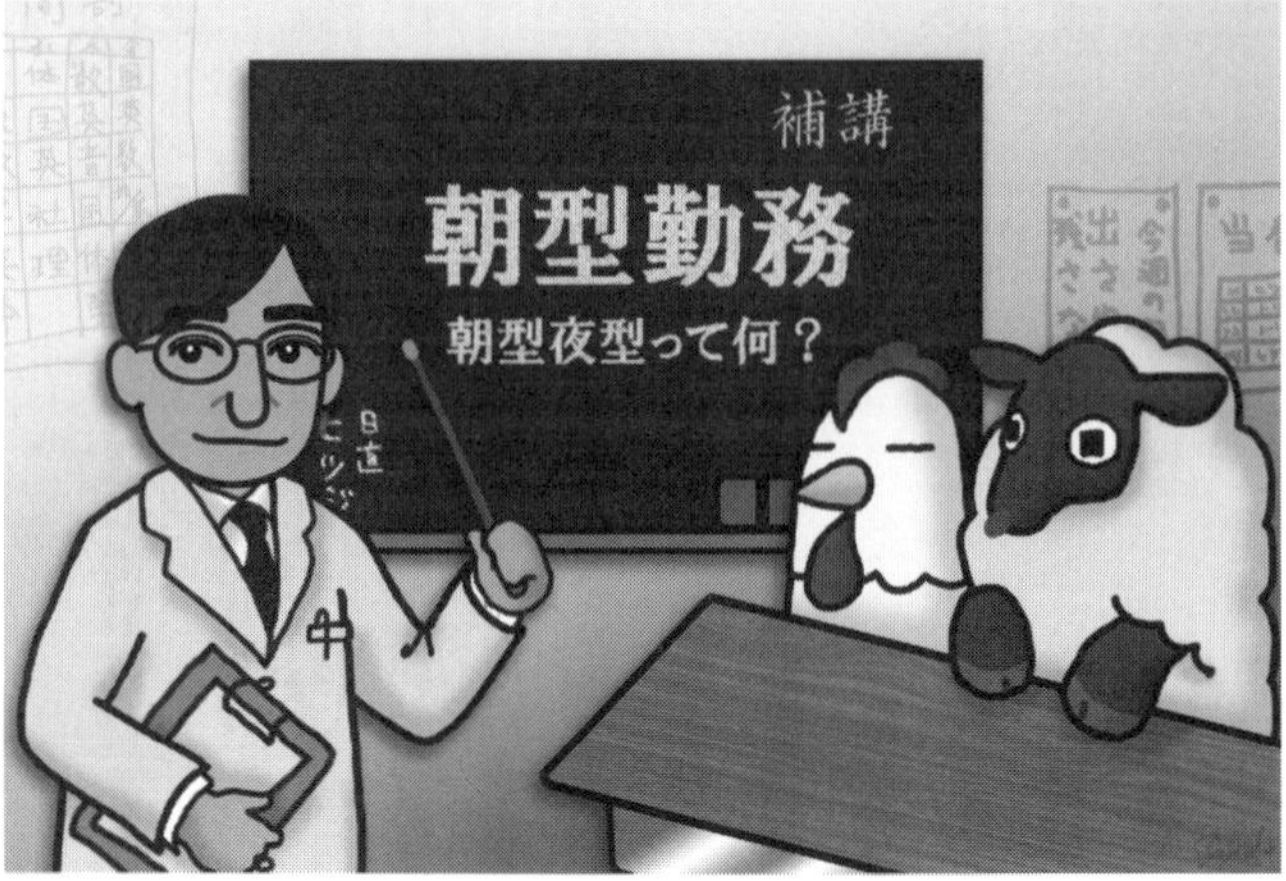

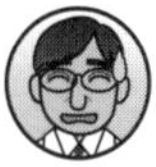
あはは。でもこのご時世、転職も楽じゃないよね。ゆるキャラも早出の仕事、多いと思うよ。それにキミ、英語できないでしょ。

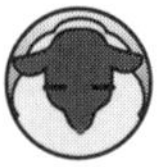
……。

ナショジオ日本版のフェイスブックに書き込まれたコメントを見ても朝型勤務について賛否両論巻き起こっているし、一部には誤解もあるようです。

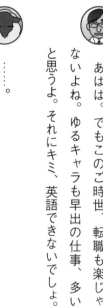

　そこで今回は夜型に悩むヒツジ君に参加してもらって質疑応答形式で補講を行うことにしました。ヒツジ君も自分の朝型夜型について考えてみてね。

朝型夜型の体質は変わらない

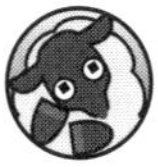

じゃ、さっそく私事で恐縮ですが、ご指摘通りひどい夜型で困っています。前回「夜型の人が朝型勤務になると早起きの努力がエンドレスに続く」というような意味のことを書いてあってガックリしました。

どんなに頑張っても朝型になるのはムリなのでしょうか？

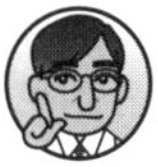

それ、よくある質問なんだよね。質問返しで悪いけど、次の２つの○×分かる？

① 「朝型生活をしていると朝型体質になる」
② 「朝型生活をしていると早起きが楽になる」

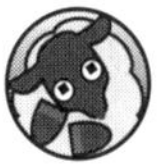

？？　同じような意味だと思いますが……？

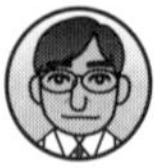

正解はこちら。

① ×「朝型生活をしていても朝型体質にはならない」
② ○「朝型生活をしていると早起きが楽になる」

また専門バカのこだわりと怒らずに聞いてね、大事なことなので。

ポイントは「朝型」といっても朝型「**体質**」と朝型「**生活**」という2つの意味があるということなんだ。そして、朝型夜型についての体質は「クロノタイプ」とも呼ばれていて、これは変えられない。過去の研究から、個人のクロノタイプの決定には遺伝的影響が約50%、加齢の影響が数%程度関わることが分かっている。

一方、環境的影響はないか、あってもごく小さいとされていて、目覚ましや光を使って朝早く起きる生活を続けても、朝型体質に変わることは期待できないんだ。

ただ、前回も紹介したけど、早起き生活を続けていれば体内時刻が徐々に前倒しになって早起きは確かに楽になる。これが朝型生活になるということ。でも、朝型体質になったのではなくあくまでも努力の結果であって、その努力の大変さはクロノタイプによってずいぶん違うんだ。

夜型体質の人は気を抜いたり、早起きの必要がなくなると夜型生活にすぐ逆戻りするので「エンドレスの努力が必要」と少しラジカルな書き方をしたわけ。そうでもしないと夜型体質の大変さを理解してもらえないからね。

つまり、クロノタイプは身長の高低などと同じく（多因子）遺伝的に決まる部分が非常に大きいんだ。

以前、２２５組（４５０名）の夫婦のクロノタイプと睡眠状況の調査をしたことがあるけど、夫婦生活が長くなってもクロノタイプが近似してくる傾向は見られなかった。寝食を共にしているのにね。似たもの夫婦という言葉があるけれど、朝型夜型についてはあてはまらないようだね。

このように個人のクロノタイプというのは安定しているというか、頑固なんだ。

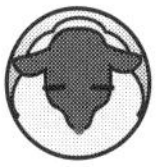

夜型体質とは気長に付き合っていくしかないんでしょうか？　早起きのトリに寝

坊助とバカにされて悔しくて……なんとか見返したいのですが。

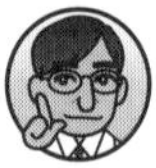

夜型が一概にダメだと決めつける必要はないよ。夜型の人は交代勤務（夜勤）や時差ぼけ（時差飛行）のような睡眠スケジュールの急速な変化に対して強い。逆に朝型の人は睡眠習慣ががっちり固定されている（フレキシビリティが小さい）ため弱い。

今後、24時間社会は進む一方だろうし、海外旅行もずっと短時間で気軽にできる時代が来るだろう。火星に移住すれば自転周期は24・6時間で睡眠リズムの調整が大変だといわれているよ。この先、「夜型最強！」の時代が来るかもしれない。ヒツジ君もオーストラリアなんて言わずに、火星のゆるキャラをめざしなさいよ。

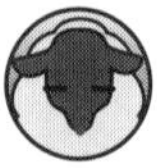

（生温かい目で）そこまで待てないんですけど……。今、そこにある危機なので。

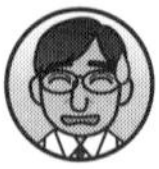

（汗）そ、それだけに雇用者側にもクロノタイプを個性と考えて尊重してほしい

よね。

ネットなどを見ていると早起き自慢、寝不足自慢をする経営者が多いような気がするけど、自分が得意とするライフスタイルを押しつけられるのではたまったものじゃないよね。この辺を理解していないと「気合いだ！」の精神論になってしまう。

「不規則生活が恒常化している現代だから、朝型勤務もいいじゃないか、いちいち目くじら立てるな」という意見もあるけど、同じような理解不足からきているね。皆同じにしようということがモンダイなんだ。規則正しい生活とは、人それぞれのものであって、軍隊式に皆で早起きする生活とは違う。

同じクロノタイプに由来する悩みでも朝型の人が夜勤で苦しんでいると不思議と同情されたりして、夜型は損だね（笑）

なんちゃって夜型と真の夜型

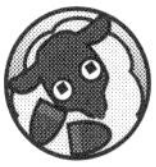

だいぶ分かってきましたけど、まだ納得できないような……。

「独身の頃は寝坊だったけど、結婚してから早起きして夫や子供に毎朝お弁当を作ってます」とか、途中でクロノタイプが変わる人っているじゃないですか。トリとは高校時代からの腐れ縁なんですが、いつもトリママが作った美味しそうな卵焼き入りの弁当を自慢されて……。うちなんか一家揃って寝坊なので、いつも学校の購買のパンばかり食べてました（涙目）

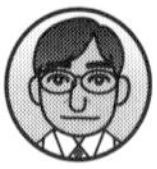

うーん、切ない話だね。短期間に朝型生活にスムーズに変わることができる人はもともと「なんちゃって夜型」だと思う。
「真の夜型」が朝型体質になる方法は知られていないんだ。

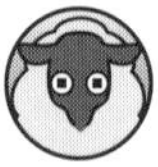

え？　ちょっと待ってください。「なんちゃって」ってどういうことですか？

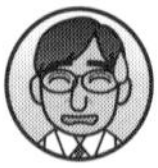

ゴメンゴメン（笑）
つまり、「仮の夜型」ということ。「なんちゃって夜型」「真の夜型」というのは

正式な学術用語じゃなく、僕たちが研究の結果をもとに面白半分で付けた名前なんだ。このようなへんてこなネーミングは個人的にはあまり好きじゃないのだけれど、夜型の誤解を解くためにいいかと思って。

夜型の調査研究の結果、何かの理由で宵《よい》っ張り型の生活をたまたま続けているうちに夜型生活が固定してしまった、でも必要があれば朝型生活に戻れる人が交じっていることが分かってきたんだ。そのような朝型生活にすぐ戻れる夜型を「なんちゃって夜型」、朝型生活への適応が体質的に難しい夜型を「真の夜型」と呼んでいるんだよ。

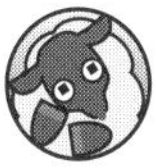

「なんちゃって」と「真の」夜型を質問紙などで簡単に見分けることはできないんですか？　前回、質問紙を紹介されてましたが。

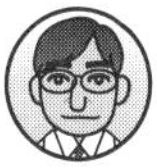

残念ながら現時点では難しくて、手間のかかる検査を行うか、生活史を細かく聴き取って判断するしかないね。

いずれにせよ、結婚などを契機にスムーズに朝型生活に移行できる人は「なんちゃって」だった可能性が高い。また、子供の弁当を作るような年代であれば加齢の影響もあるだろうね。10年単位で見れば年齢とともに徐々に朝型に向かうから。だけど先に「数%」と書いたように、加齢変化の影響は微々たるモノなんだ。

もう1つ、夜型の人でも年齢とともに必要睡眠時間が短くなるため、若い時より早起きが楽になる。でもこれは厳密な意味で朝型体質になったとは言わないけどね。

いずれにせよ加齢変化は時間のかかる話で、「この夏から朝型勤務」なんて業務命令には対応しようがないね。

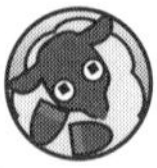

(もじもじ)実は、付き合っている女性がいるんですが、私と同じ夜型で……。結婚したら朝型に変わってくれるかもと期待していたんですが……。
サラリーマン川柳にあった「まだ寝てる、帰ってみればもう寝てる」ような奥さんになっちゃうのかなぁ……。

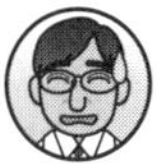

いや、ちょっと、結論を急がないでね……。「なんちゃって夜型」かもしれないし……（やべー）

「一番先に起きるのはお母さん」という固定観念に責められて苦労している女性が多いのは間違いないよ。主婦業は究極の朝型勤務かつ長時間労働だからね。彼女のことも理解してあげて。早起きのつらさはキミが一番分かっているでしょう。

実際、先の２２５組の夫婦研究でも、妻の方が夫よりも早起きして、睡眠時間が短く、睡眠障害の度合いも強かったんだ。日本人は国際的に見てもトップクラスの短時間睡眠だというけれど、実は男性はさほどでもないんだ。突出して睡眠時間が短いのは有職女性なんだよね。

おっと、これ以上書くとブーメランになって戻ってくるから話題を変えよう。

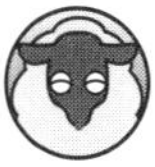

話題を変えるなら、今度は対策をどうしたらいいか教えてください。火星に移住するまでの間、朝型勤務に耐えなくちゃならないかもしれないし。頑張って続けますから、朝型生活に近付くためのできるだけ効果的な方法を教えてください。

それじゃ、夜型生活からの脱出方法について考えてみようか。重力圏から抜けるのは大変だけど、一旦離脱してしまえば慣性航行に移れることもあるんだよ。紙数が尽きたので、対策編は次回だね。

第6回

朝型勤務補講2
夜型生活から脱却する効果的な方法

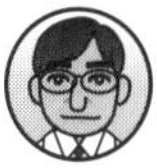

さて、前回に引き続いて補講です。ヒツジ君のご要望に応えて「夜型生活から脱却する効果的な方法」と銘打って、朝型勤務を命じられた際の対策について考えてみます。

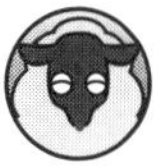

よろしくお願いします！「朝型体質」に変わるのは難しいにしても「朝型生活」めざして勉強します！

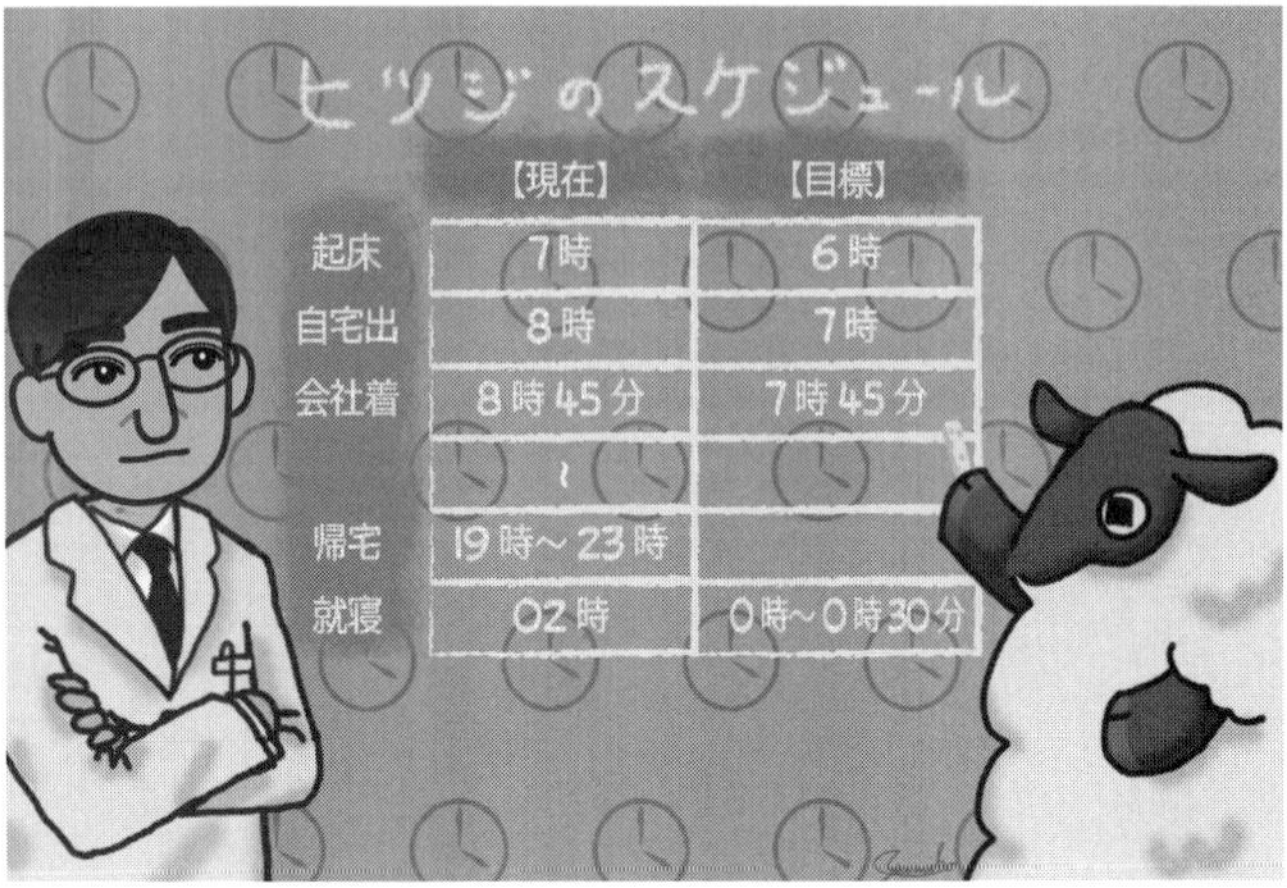
ヒツジのスケジュール
【現在】
【目標】
起床
7時
6時
自宅出
8時
7時
会社着
8時45分
7時45分
〜
帰宅
19時〜23時
就寝
02時
0時〜0時30分

「早寝早起き」ではなく「早起き早寝」

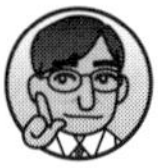

いやー、玄人《くろうと》好きのする宣言が聞けて嬉しいなぁ。よく勉強しているね。それではさっそく始めましょうか。

まずヒツジ君の普段の睡眠習慣を黒板に書き出してください（上図）。

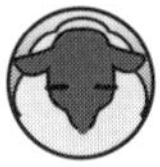

とにかく寝起きが悪いのが悩みです。

重力と戦いながら寝床から出て、ボーッとしながら洗面や着替えなどをすませ、朝食抜きで家を出ます。勤務先には始業時刻の8時45分ギリギリに滑り込んでいます。

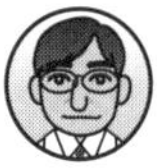

ドアツードアで45分か。東京だとかなり恵まれている方だね。早く帰宅した日も、遅い日も、寝るのは同じ2時頃なの？

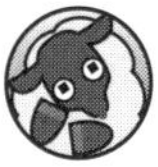

（ビクッ）色々とやることがあって……。

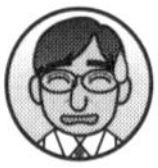

ま、夜型の人にありがちな生活だね。昼間は眠気や疲れを感じていても、夜になると元気になってしまうんだよね（笑）

ともかく目標を決めましょう。出勤時刻は第4回「朝型勤務がダメな理由」で紹介したある商社マンとほぼ同じ7時45分にしよう。これはキツイよー。

そのために起床時刻は今より1時間早めて6時にします。通勤時間が長いともっと早起きしなくちゃならないけど、その点、ヒツジ君はラッキーだ。

商社マンのケースでは5時に起床して、出勤前にジムトレーニングをやっていたけど、さすがにハードルが高すぎるから諦めよう。

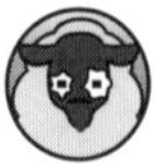

6時起床だけで十分キツイです……。ますます睡眠不足になりそう。2時寝の6時起きじゃ、4時間睡眠になってしまいます（涙目）

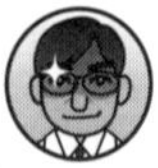

睡眠時間は確保しなきゃね。そのためにも就寝時刻はできれば2時間前倒しで0時をめざそう。

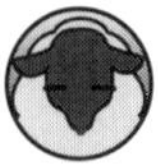

母親からは普段から「早寝早起きしなさい！」と注意されているんですが、どうしても2時頃にならないと眠くならないんです。

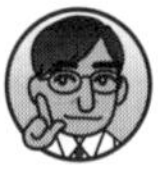

まず、「早寝早起き」という考え方をやめよう。順番が逆です。**「早起き早寝」**これが第一歩ね。

夜型の場合は、早寝から始めるのは難しいんだ。

なぜかというと、体内時計が遅い時刻で固定しているので、睡眠に深く関わっている体温やメラトニン、コルチゾールなどの生体機能がまだ覚醒状態にあるため。つまり眠るためのコンディションが整っていないのに寝ようとしても無理ってわけ。（これらの生体機能と睡眠の関係については、第14回「起きたい時間に目が覚める不思議なチカラ」、第16回「お風呂で快眠できるワケ」も参照）

体内時計を調整する光

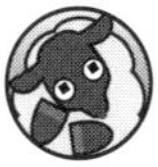

早起きから始めるとイイことがあるんですか?

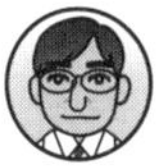

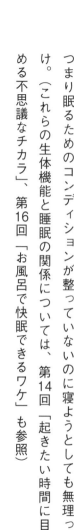

いいことと、苦しいことがあります。

まずいいこと。これは第4回「朝型勤務がダメな理由」の復習になるけど、普段よりも早起きをして朝日のような強い光を浴びると翌日の体内時計が朝型にシフトするんだ。これは「光位相反応」と呼ばれる現象です。

メカニズムは難解なので説明を省くけど、イメージ図があるから紹介するね（図

図7 光は浴びる時間で作用が異なる

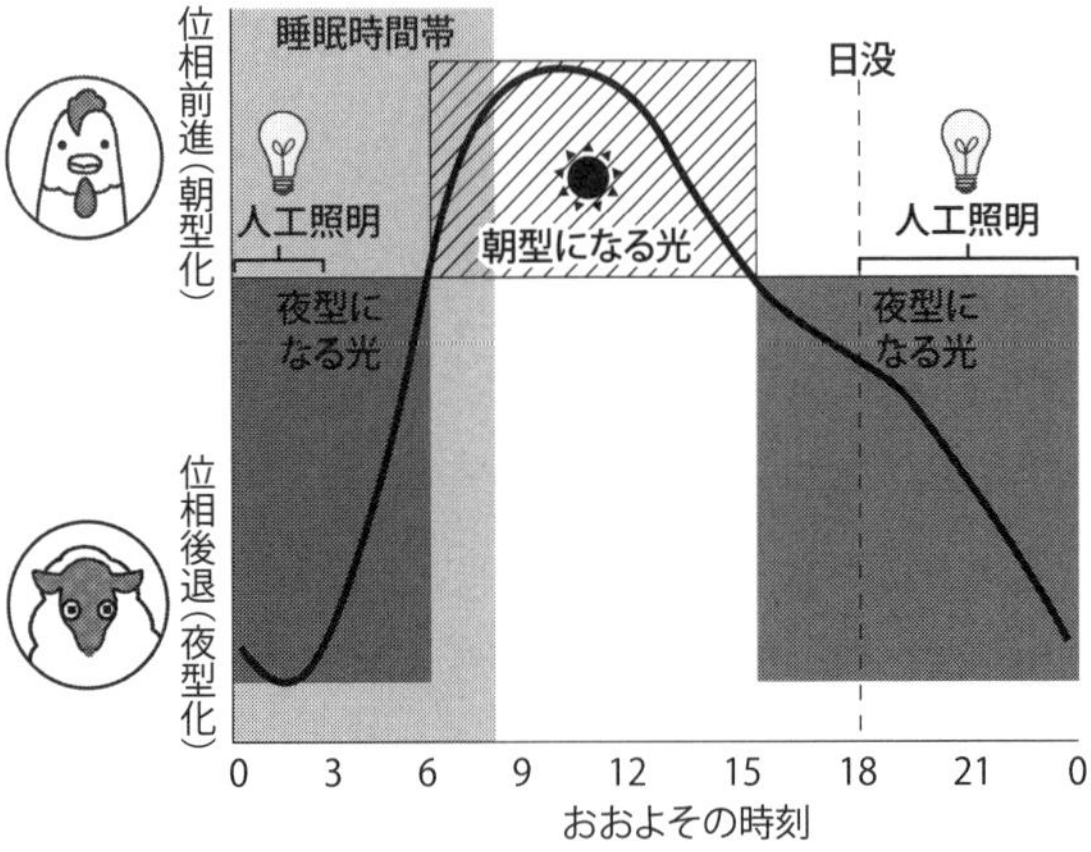

光を浴びる時間と体内時計の朝型夜型シフトの関係。曲線は、1日のある時間帯（x軸）に光を浴びると、翌日の体内時計がどの程度朝型化もしくは夜型化するか示している（y軸）。この図では夜0時〜朝8時頃まで眠る人を例にしておおよその時刻を示している。Khalsaらのデータから作成

7）。

図7で斜線で示した時間帯、早朝から昼過ぎにかけての太陽光は翌日の体内時計を早めてくれるんだ。具体的には体温やメラトニンのリズムを前倒ししてくれる。例えば午前中いっぱい光を浴びると、時には数時間も朝型にしてくれるよ。

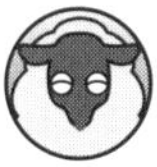

え、そんなに簡単なんですか？　だったら、もう明日からでも朝型出勤できますね♪

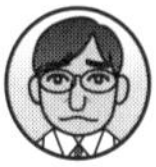

うーん、そう簡単にはいかないんだ。毎日午前中に外で日光浴をしていたら、そもそも「会社に来なくていい！」ってことになりかねないしね。

それに図7を見てもらうと分かるけど、午後から夕方にかけての光は逆に体内時計を夜型にしてしまうんだ。その間も光を浴びないわけにはいかないよね。つまり、起床から寝るまでの光の影響の足し引きで体内時計は時刻調整されているんだ。数学的に言うと曲線の積分値だね。

朝日だけ浴びて、昼過ぎから真っ暗闇で生活するなら朝型生活を維持するのも楽なんだけどね。

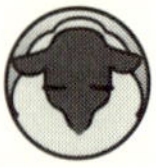

午前中はデスクワークで、午後は外回りの営業で思いっきり太陽光を浴びています……。

午後に外出する時はスティービー・ワンダー型の濃くて側面もカバーするような大きめのサングラスをかけるのも効果的だよ。極端な夜型睡眠になる睡眠障害にも効果があることが分かっています。

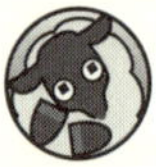

なんか怪しげだな――。

夜の電灯も悪さをするんですか？　確かに明るいですが、太陽光よりはずっと弱いと思うんですが。

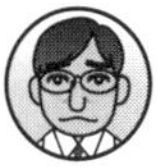

残念ながら影響はあります。太陽光よりはシフト作用は弱いけど、昼に比べて夜は光が効きやすいんだ。図を見ても曲線がマイナス方向に大きく膨らんでいるよね。最近の家庭照明はかなり明るいし、流行のＬＥＤは体内時計に強く働きかける青色光が多く含まれているしね。人を設計したカミサマもさすがに人工照明の登場までは予測できなかったといったところかな。実際、文明開化で人工照明ができる前は、日没後はほぼ暗闇で生活していたので朝型生活は楽だったはず。

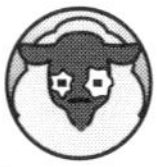

じゃあ、家に帰っても電灯を点けるなと……。先日買ったゲームもやってはダメだと……。

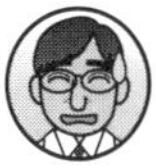

ま、まあ、ほどほどにしてくださいってこと。少しは楽しみもないとね（汗）

でも、比較的大型の液晶テレビやパソコン画面を、50センチ～1メートル位の距離で垂直方向から眺めていると、かなり強い光が目に入ってくるので要注意だよ。どうせ、食い入るように画面を見つめて、はっと気づくと瞬きもせずに1時間とか経っているんでしょ？

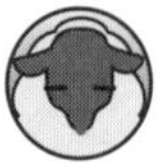

……黙秘します。

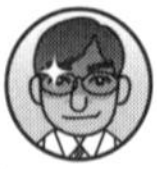

やめろとは言わないけど、パソコンの照度を落としたり（輝度で調整）、体内時計に影響の少ない暖色系の光や間接照明にするなどの工夫もいいと思うよ。

朝型生活に慣れるまでは3週間

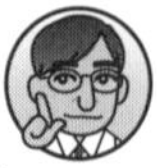

それともう一つの問題は、体温やメラトニンのリズムが朝型になっても、睡眠リズムが朝型になるには少しタイムラグがあること。早寝のコンディション作りが整っても、主役は遅れて登場するんだな。

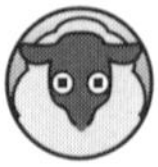

えー！　どのくらい待てばいいんですか？

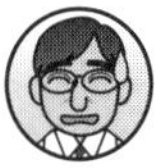

どのくらい早起きするかによっても違うけど、一般的には睡眠が体内時計にキャッチアップして体調が安定するまでは3週間くらいかかるね。その間は、早起きした割には早寝ができないため、一時的にせよ睡眠不足になります。これが最初に話した苦しい点で、夜型の人が早起きにチャレンジして1、2週間でギブアップする最大の理由だね。

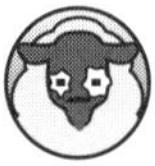

ひえー、今でも寝不足なのに、さらに寝不足になるのでは死んじゃいます！

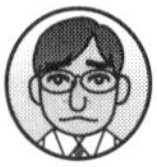

文字通りそうなんだよ。朝型勤務の回にも書いたけど、サマータイムの切り替え時期に心筋梗塞や交通事故死が増える原因の一つがこの睡眠不足なんだ。

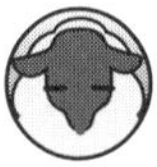

ひえ――、でも、週末の寝だめもダメなんですよね。

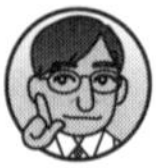

うーーん、言いにくいけれど、朝型生活に馴染むためには避けた方がいいね。たった2日の寝だめでも、体内時計はあっという間に夜型に戻ってしまうからね。そこはこらえて週末も平日と同じ生活リズムを保ってほしいな。

とはいっても睡眠不足で事故を起こすのも怖いよね。

そこで対策としては「戦略的な昼寝」だね。時間を決めて、30分くらい昼寝をする。その程度の昼寝でも眠気はかなり軽くなるし、目覚めた後もぼんやり感（睡眠慣性）が少ないからね。13時、14時くらいがお勧めだけど、昼食を早めにすましてお昼寝もいいでしょう。

また、一気に1時間早起きするのではなく、最初の2週間は30分だけ早起きするなどワンクッション入れると楽なこともあるよ。

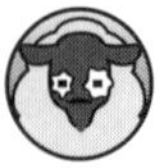

教えてもらったコツを利用してチャレンジしてみようと思います。でも、何週間も頑張って……その先はどうなるんでしょうか。ずっと一生、頑張り続けなくてはならないんでしょうか（涙目）

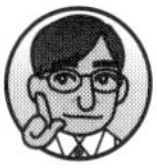

根拠もなく楽観的なことは言いません。いったん朝型生活に適応しても、気を抜いたら夜型生活に戻ってしまいます（キリッ）

でも、当初のつらい状態がそのまま続くわけではないよ。まず体内時計を朝型にリセットして、数週間で睡眠リズムが追いつく。その頃には、寝つける時間も早まってきます。睡眠不足も徐々に解消されるわけです。

睡眠不足が解消されれば朝起きも少しずつ楽になる。朝型生活になれば夜に浴びる光量は減り、早朝に浴びる光量は増える。

もしかしたら朝食も食べられるようになるかもしれない。光ほど強くはないけど、朝のカロリー摂取も体内時計のリセット効果があることが分かってきているよ。

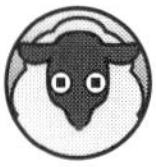

少しは希望を持っていいでしょうか？

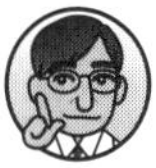

朝型生活を頑張ってしばらくたつと、光や食事、運動などの環境因子を巻き込ん

図8　朝型生活へのステップまとめ

- 「早起き・早寝」の目標時間を決める
  (➡２週ごとに30分早くなどワンクッションを)
- 午前は光を浴び、夜は光を避ける
- ３週間ほどは寝不足に耐える
  (➡戦略的昼寝の取り入れがおすすめ)
- 週末の寝ダメはダメね
- 朝型生活サイクルが軌道に乗ると楽になる

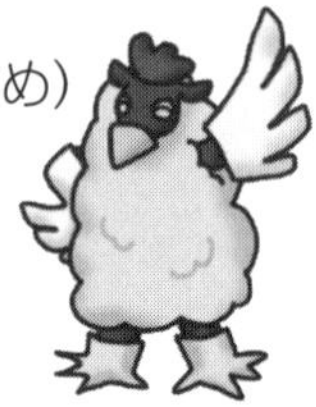

で睡眠リズムをその時間帯に安定化させるメカニズムが働き始めるんだ。もともとの朝型の人と違って楽に早起きできるわけではないけど、朝型生活を始めた当初の苦しみは徐々に軽くなります。

　朝型勤務を命じられたときはオーストラリアのゆるキャラに転職する前に、一度はあがいてみましょうよ。切り替え時期の健康管理に気を付けながらね。

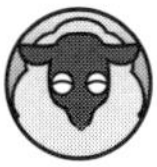

了解です！　うおーーー！　トリを見返してやるぞーー!!

第7回
夜勤の心得
時計はそのまま、眠気に対処

睡眠研究という仕事柄、夜中に検査や実験をすることが多い。一段落ついて家路につくと深夜になることもしばしばだ。

私が研修医だった20数年前は、コンビニの数も少なく、夜中に開いているスーパーやファミレスなどごくわずか。小腹がすいてもカップラーメンをするのが関の山であった。今では夜間営業の店がいたる所にある。深夜だろうが、明け方だろうが、食べ物に困ることがない。ほかにも、映画館、カラオケ、漫画喫茶、銭湯や美容院などなど業態も実に多種多様。このような便利生活を支えているのが夜勤（交代勤務）の従事者である。

今や就労人口の約３割が何らかの交代勤務に就いている。そしてその約３分の２が22時から5時にかかる、いわゆる夜勤に従事している。24時間、365日、いつでも誰かが誰かのために働いている。働く人がいればその子供を見る深夜保育の職員もいる。まさに夜勤の連鎖である。

講演会などでは24時間社会、夜型社会への警鐘を鳴らすこともあるが、我ながら「建前論だなぁ」と思う。この便利な生活を捨てられるかと問われれば、全く自信がない。

夜勤が健康に及ぼす影響

欲しいときに手に入る便利さを知ってしまった以上、もはや以前のように大部分の人が「昼に働き、夜中は寝る」社会に戻ることはないと思う。だとすれば、労働者の健康にとってできるだけ優しく、持続可能な働き方を模索した方が現実的なのだろう。

では「どうすれば安全かつ効率的に夜勤を行えるか？」

この命題については多くの研究が行われてきた。そして得られた結論は「よい方法などない」。

なんとも身も蓋もない話であるが、日勤と遜色なくとはいかないまでも、ある程度リスクを低減することは可能である。もう少し詳しく解説しよう。

夜勤が健康に与える影響には、中長期的なものと短期的なものの2種類ある。

中長期的な影響の中で最も深刻なのは**生活習慣病やがんに罹患するリスクの増大**だ。夜勤に従事してから5～10年ほどで糖尿病や高脂血症などの生活習慣病のリスクが、10年以上の勤務で直腸がん、子宮がん、乳がん、前立腺がんなどのリスクが高まるとされる。

２００７年にＷＨＯ（世界保健機関）の関連機関である「国際がん研究機関」は「交代勤務に発がん性あり」と認定したので一時大騒ぎになった。デンマークでは長期間夜勤に従事した女性が乳がんに罹患した際に労災認定されたことも話題になった。

ただし、中長期的な影響については発症メカニズムや対策法など、今後さらに調査研究が必要である。対象となる労働者の数が膨大であるため、パンドラの箱になりかねない。24時間社会の抱える公衆衛生上の問題として座視できない問題として急浮上しつつある。

勤務中は眠く、睡眠の質は低下する

一方、短期的な影響には勤務中の眠気や夜勤明けの不眠のほか、作業能率の低下による産業事故の問題などがある。夜勤従事者の約半数がこれらの睡眠に関連した問題で悩んでいる。短期的とは短期間しか持続しないという意味ではなく、夜勤に入ると即時的に現れてくる健康問題という意味である。

夜勤が続く限りこれらの問題から逃れることはできない。今回は夜勤者にとって身近な眠気の問題について考えてみる。

何度も繰り返すが、しっかりした目覚めや質のよい睡眠を得るためには、就床時刻と睡眠を支える自律神経やホルモン分泌など数多くの生体機能のリズム（タイミング）がうまくマッチしている必要がある。

体内時計は「夜に眠気が強くなる」、「昼に目が覚める」ように常に脳と体に働きかけている。したがって夜間時間帯に効率よく仕事をしようということ自体、無茶な話である。

であればと、「夜勤の日だけ体内時計の時刻を昼夜逆転できないか？」という対策が頭に浮かぶ。睡眠問題をよく勉強している労務管理の担当者の方々からも質問を受けるのだが、これは非常に難しい。

最大の理由は**体内時計の調整にはかなり時間がかかる**こと。夜勤時間帯に眠気もなく活発に仕事ができるようにするには丸々12時間近くも体内時計をずらす必要がある。夜勤に体内時計を合わせるには3週間程度を要するのだ。

眠気や睡眠に大きな影響を及ぼす深部体温（脳の温度）を例にして説明しよう。日勤時には勤務中の深部体温が高く、睡眠中に低くなる（図9上段）。そのまま夜勤に入ると、就業時間中に深部体温は低下してしまう（図9中段）。これでは眠気が強く、能率も上がらない。

逆に夜勤明けの睡眠時には横になったことで若干体温は下がるが（見かけ上の低下で体内時計はまだほとんど動いていない）、日勤時の夜のように大きな体温低下が生じないため睡眠の質も悪くなる。

体調不良を我慢して、3週間ほど夜勤を続けていると、ようやく深部体温リズムが12時

図9 体内時計の調節には時間がかかる

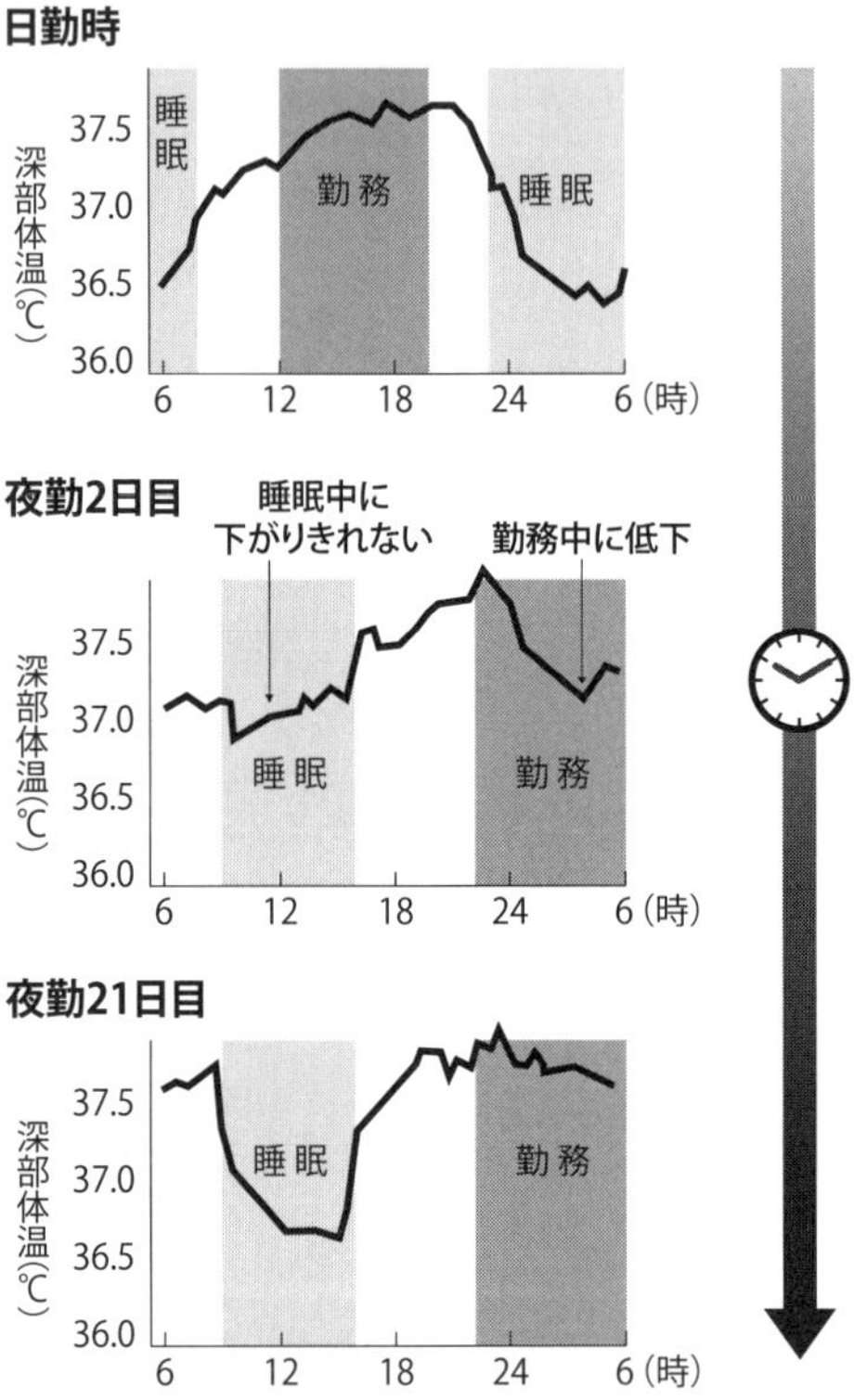

日勤と夜勤時の深部体温のグラフ。夜22時から朝6時までの夜勤を3週間続けたときの変化を示している。体内時計の影響が大きく、3週間経っても軽度ながら夜勤後半に深部体温の低下が認められる。Knauthらのデータから作成。

間ずれて夜勤に合わせたコンディションがおおむね完成する（図９下段）。それでもまだ完全には体内時計の時刻は逆転していない。夜勤後半になると軽度ながら深部体温の低下が認められている。

かように体内時計というのは〝頑固〟なのである。

そもそも、３週間も夜勤を続ける人がどれだけいるだろうか。さらには、夜勤向けに整えられた体内時計の顚末《てんまつ》はいかに？

夜勤の心得《こころえ》５カ条

海外では数週間～数カ月間続く恒常的な夜勤シフトもあるものの、日本ではかなり珍しい。二交代や三交代など夜勤のパターンによっても異なるが、月に５～８回（週に１～２回）程度の夜勤が一般的である。

そのような散発的な夜勤に合わせて体内時計を動かそうとしても到底間に合わない。強い光を特定の時間に長時間浴びるなど、もう少し速く時刻を合わせられる特殊な方法を用いても最低数日かかる。

たとえうまく体内時計を夜勤時刻に合わせられたとしても、夜勤明けが問題である。一週間の大部分は昼に起きて夜に寝ることになるので、かえって不都合が生じる。1晩か2晩しか続かない夜勤のために体内時計を調節するのは合理的ではないのである。

悩ましいのは中途半端に長い夜勤である。ある自動車メーカーでは1週間の日勤と夜勤を交代で行っていると聞いた。これは珍しいスケジュールである。いろいろな理由があるのだろうが、睡眠医学的にはよろしくない。

1週間もあれば体内時計がそれなりに夜勤に合わせて動いてしまうが、その効用が十分に得られる前に日勤に戻ってしまうからである。日勤時も夜勤時も中途半端な時差ボケ状態が持続する最悪のコンディションになりかねない。

その地域の多くの関連企業が自動車メーカーに合わせて同じシフトを組んでいるとのことで影響は甚大である。

そこで、最も一般的な週に1～2回程度の夜勤に従事する際の心得を挙げておく。

①体内時計は日勤に合わせて固定する
②夜勤時の眠気には仮眠やカフェインで対処する。特に若者には仮眠が効果大
③夜勤中の仮眠は体内時計の時刻を安定化させる効果もある
④ただし眠気がとれても、パフォーマンスまで向上しているとは限らないことに留意する
⑤夜勤明けの運転も要注意

夜勤中の眠気対策、夜勤明けの不眠対策の詳細については次回、夜勤が苦手なトリ君を相手に補講を行う。

第8回

夜勤補講
賢い眠気対処法

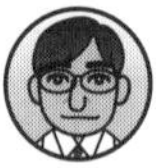

さて、今回は夜更かしが苦手なトリ君の相談に乗ります。
ある会社に就職が決まったのですが、夜勤があると知り不安がいっぱい。そこで夜勤中の眠気対策について補講をすることにしました。

朝型体質で夜勤になったら

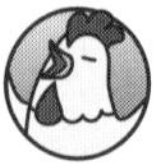

イエ〜イ!

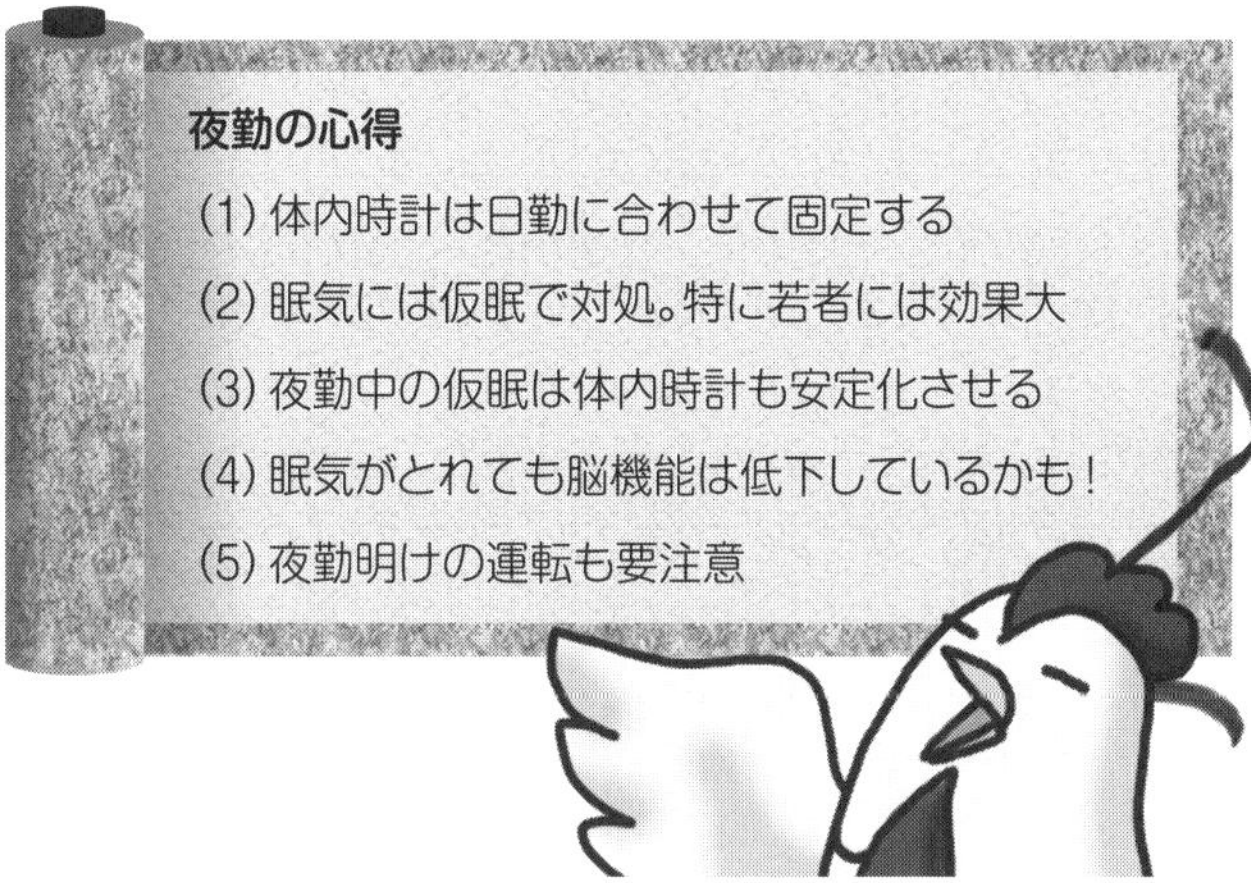
夜勤の心得
(1) 体内時計は日勤に合わせて固定する
(2) 眠気には仮眠で対処。特に若者には効果大
(3) 夜勤中の仮眠は体内時計も安定化させる
(4) 眠気がとれても脳機能は低下しているかも！
(5) 夜勤明けの運転も要注意

トリ君、いつも朝から元気だねぇー。
それではまず、前回紹介した「夜勤の心得」を復習してみようか。
この心得は、最も一般的な週に1～2回程度の夜勤に従事する人向けだよ。おそらくトリ君の会社の夜勤も似たような頻度じゃないかな。

うちは代々「早起きは三文の徳」が家訓で、一家揃って夜10時前後に就寝し、朝5時には起床が基本。
そんなお休みタイムに働けってんだから酷な話だよなぁー。面接の時に教えろって話よ！

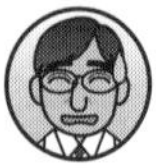

態度がでかい新人だな（笑）

聞くところによるとトリ君はメディア関係の会社に就職するそうだけど、放送や通信関係の会社は一般的に夜勤が多いんだ。そのくらいは事前リサーチが必要だね。ともあれ、日本産業衛生学会によれば、まさにトリ君が寝ている22～5時が深夜業として定義されている時間帯だし、グチを言いたくなるのも分かるよ。

一人っ子の長男で怖いもの知らずって言われます。態度悪くてスミマセン。それはともかく、昔から夜更かしが苦手なんです。『かもめのジョナサン』とか『ガフールの勇者たち』とか『カリメロ』とか好きな本や漫画を読んでいても、夜10時頃になると眠気が我慢できなくて。今度『羊たちの沈黙』とかホラーでも試してみようかな。

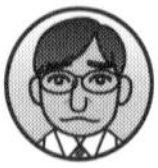

夜更かしが苦手だと自然に早寝早起きの朝型生活になるよね。トリ君のような朝

型体質の人は睡眠不足に弱くて夜勤が苦手であることも知られています。徹夜をしていると朝型の人の脳波は徐波化（覚醒レベルが低下）しやすいことが実験的にも明らかにされているし、まさに「体質」だよね。

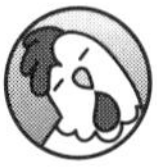

体質ってことは変えられないってことでしょ？　また就活しなくちゃならないのかー！

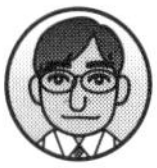

まぁまぁ、慌《あわ》てずに。ちなみに、トリ君は試験勉強なんかで夜中に頑張らなきゃならない時はどうしてたの？

僕はヒツジと違って要領がいいから、徹夜なんざしなくてもテストはバッチリだったんだけど、それでもココ一番って時には、コーヒーをがぶ飲みしたり、屈伸運動したり、部屋の中をウロウロしたり、ですかね。

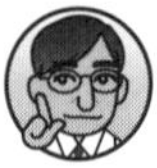

コーヒーと運動か、よくやる手だね。確かにカフェインは眠気覚ましに効果があります。でも摂取しすぎると頭痛やめまい、胃腸障害などが出ることもあるから飲み過ぎには気をつけてね。

それとトリ君のように朝型で夜勤に弱い人は、夜勤明けに帰宅して早々午前中に寝ることが多いけど、夜勤中のカフェインのために睡眠の質が低下してしまうこともあります。夜勤明けの睡眠はもともと質が悪いので、夜勤中のカフェインの影響は無視できないほど大きいんだよ。

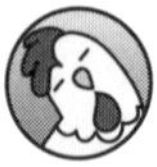

コーヒーを飲んでから何時間も経ってても影響あるの!?

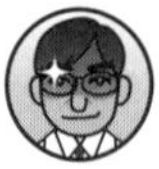

カフェインは飲んでから30分くらいで効き始めて、4~5時間程度は効果が持続するんだ。人によってはもっと長くね。だから夜勤後半のカフェインは控えめに。

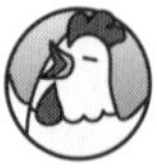

運動もかなり眠気取れますよ、僕の場合。「(トサカが)赤い鳥運動」なんちゃっ

て。

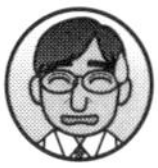

トリ君、キミ、メディア志望だけあってかなりマニアックなダジャレだね……。運動も一時的に眠気は取れるけど効果はあまり長続きしないよ。それと眠気は軽くなっても作業能率や認知機能は低下したままという研究報告もあるので、危険作業に従事する場合は要注意です。このことは、第３回「眠気に打ち克つ力　その３――知らぬ間に膨れあがる寝不足ローンにご用心」でも説明したので復習しておいてね。

仮眠の上手な取り方

「心得」にある仮眠ってどうなんですか。寝たら朝まで起きられない不安が……。

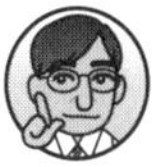

夜勤前や夜勤中に短時間の睡眠を取るのが夜勤対策の仮眠だよ。

代表的な夜勤スケジュールである三交代制と二交代制の時の仮眠の取り方を紹介するね。

まず、夜勤直前の仮眠。これはかなり難しい。

例えば三交代の場合には日勤が終わってから深夜勤に入るまでの「夕方以降の数時間」に寝ることになるけれど、これは第15回で取り上げる「睡眠禁止ゾーン」にあたるためなかなか眠れないんだ。

二交代制の場合には昼過ぎから夕方前の眠気が強まる時間帯に寝ることができるので仮眠を取る人もいます。

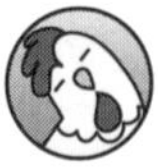

その場合、どのくらい長く寝ればいいんですか?

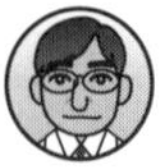

15時以降に1時間以上寝ると深い睡眠が出てくることが多くて、夜中の眠気を軽くする効果があるよ。2~3時間ほど寝る人もいますね。
でも、夕方前の長い仮眠は得手不得手があって、昼間になかなか眠れない人もい

図10 夜勤のための オススメ仮眠ポイント

三交代

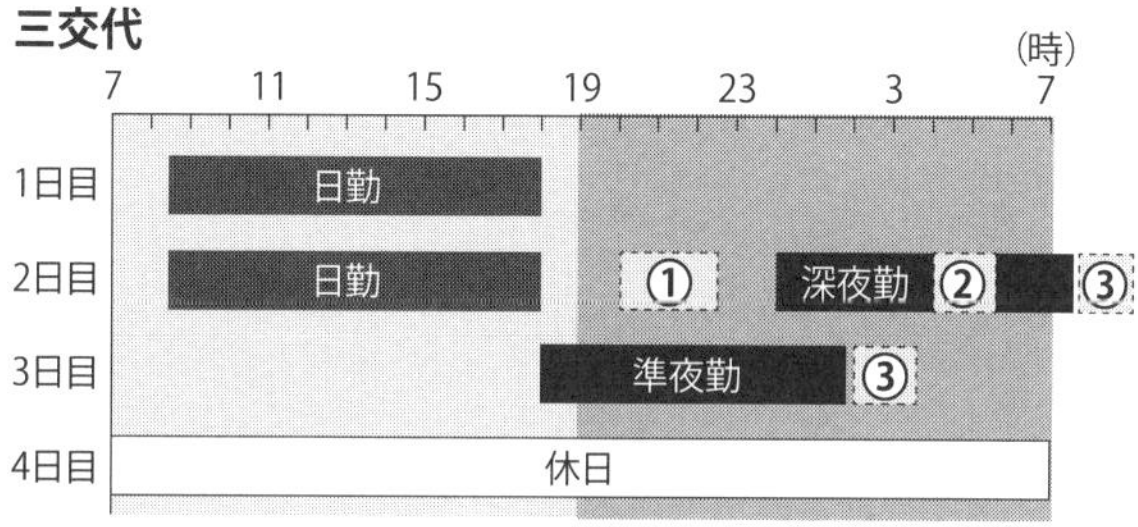

二交代

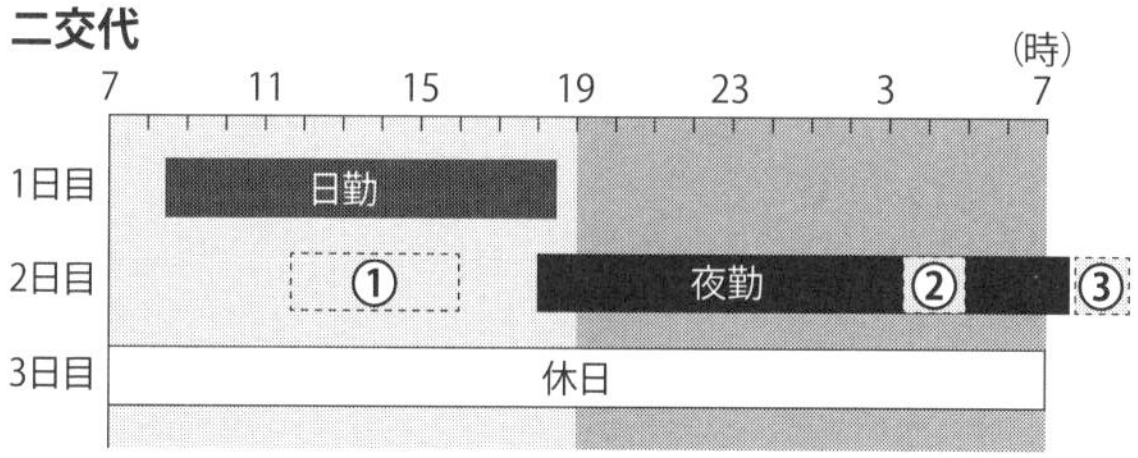

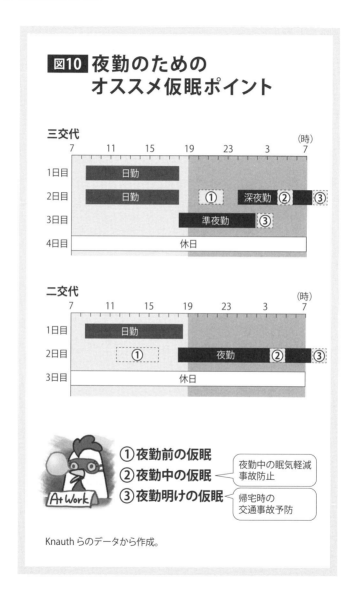

①夜勤前の仮眠
②夜勤中の仮眠　夜勤中の眠気軽減 事故防止
③夜勤明けの仮眠　帰宅時の 交通事故予防

Knauth らのデータから作成。

ます。そこで一番お勧めなのは夜勤中の30分程度の仮眠だね。トリ君にもぜひ試してもらいたい。

夜勤中はもともと深部体温（脳温）が低下しているので眠りやすいしね。

先ほども聞いたんですが、いったん寝たら起きられないような気がするんだけど……。

それこそコーヒーを飲んでから仮眠したらいいよ。ちょうど仮眠から目覚める頃にカフェインが効き始めて残眠感を軽くしてくれます。

仮眠の長さは30分程度で十分。長すぎる仮眠は深い睡眠に入ってしまい残眠感がでるので逆効果。30分をスタートラインにして目覚めやすい仮眠時間を自分なりに探索してみたらよいと思います。

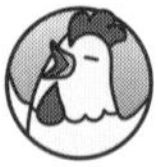

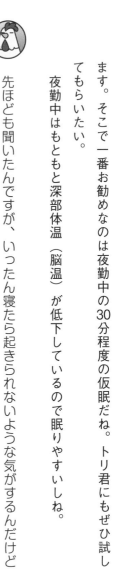

コーヒーの香りをかいだだけで目が覚めるような気がしていたのは、暗示効果

だったんだな……。

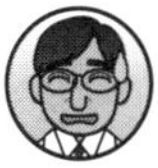

あはは。条件付けの一種だね。

仮眠はトリ君のような若者に一番効果があるんだよ。仮眠やコーヒーの効果を、深夜のハイウェイを運転して試すという恐ろしい試験研究が行われているので紹介しようかな。詳細は図11の説明を読んで欲しい。

結論として、分かったことは以下の通り。

①深夜の運転はどのような工夫をしても夕方の運転より危険
②でも、コーヒー（カフェイン）は若年、中年ともに運転ミスの減少に効果あり
③仮眠は特に若者で絶大な効果あり

この試験では仮眠の効果が中年で弱いように見えるけど、もっと効果が大きいと

図11 夜間運転時の仮眠とカフェインの効用

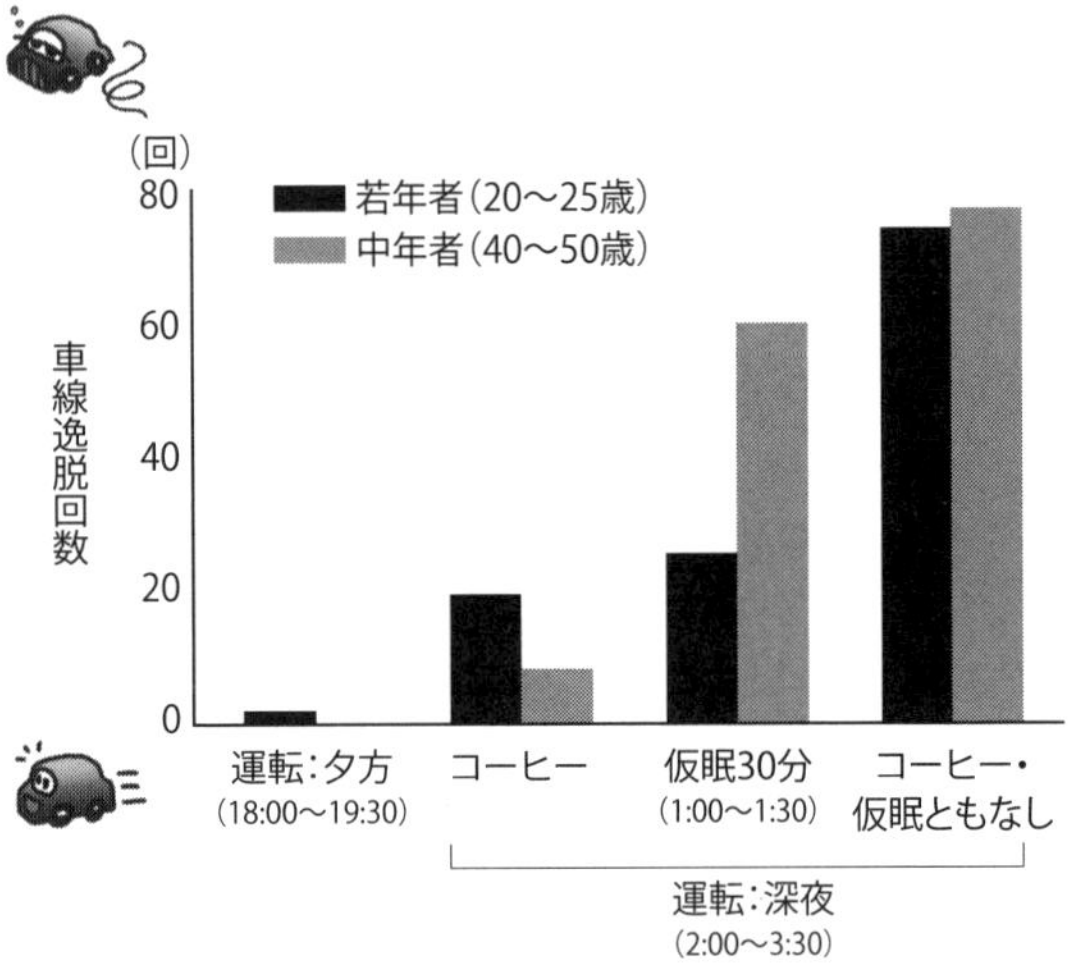

12名の若年被験者（20〜25歳）と12名の中年被験者（40〜50歳）が実験に参加した。すべての被験者は条件が異なる4回のハイウェイ実車運転（125マイル、約200km）を行った。1回は夕方（18:00〜19:30）、残り3回は深夜（2:00〜3:30）に運転した。深夜運転では、30分前にコーヒー1杯（カフェイン200mg）を飲む、30分の仮眠を取る、何も処置をしないで運転するという3条件で運転した。運転中に車線から逸脱した回数で効果を判定した。Sagaspeらのデータから作成。

する研究結果もあります。この試験では路上運転というハードな業務を想定していたけど、業務内容によっても効果が違うんだろうね。
いずれにしても**仮眠は安上がりで、どこでもできて、即効性がある便利な対処法**だよね。

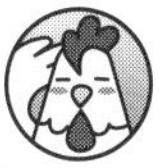

へー。運動でむりやり眠気を払うより、眠いときには〝あえて寝る〟、攻めの仮眠かぁー。就職したらやってみようかな。
でも夜勤中に寝るヒマなんてあるのかな？

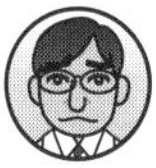

うーん。ソコは問題だね。
夜勤中の仮眠に関する意識調査では、休憩時間が1時間以上ないと仮眠を取るのが難しいと答えている人が多いんだ。救急病棟など業務多忙なところでは仮眠時間を確保するのは現実的には難しいことが多い。
でもそのようなミスの許されない職場こそ、仮眠が必要なんだけどね。安全確保の視点からも業務のあり方を見直してほしいと思います。

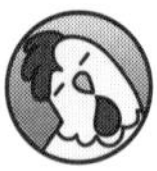

「心得」には〝夜勤明けの運転にも要注意〟とあるけど、車通勤の人は帰宅する前にも仮眠を取れってことですか?

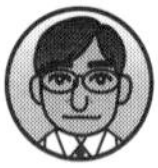

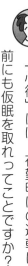

眠気が強ければね。でも家でしっかりと眠りたい人は眠気を我慢して運転しちゃうことも多いみたい。危ないよね。実際、夜勤明けの交通事故は多いんだ。

トリ君は、夜間に十分眠っても昼間の眠気が強くて困る過眠症という睡眠障害を知ってるかな? 過眠症の患者さんに処方する眠気を抑える治療薬があるんだけど、米国では夜勤明けの運転前にも予防的に使えるように承認されたんだ。

その是非はともかく、車社会である米国が、夜勤による交通事故に対して強い危機感を持っていることがよく分かる話だよね。

朝型夜型質問紙

国立精神・神経医療研究センターの睡眠医療プラットフォームでは、朝型夜型の判定ができる。ここではその質問紙を掲載した。判定結果はウェブ上で確認できる。

http://www.sleepmed.jp/q/meq/meq_form.php

Q１

あなたの体調が最高と思われる生活リズムだけを考えて下さい。そのうえで、１日のスケジュールを本当に思い通りに組むことができるとしたら、あなたは何時何分に起きますか。

Q２

あなたの体調が最高と思われる生活リズムだけを考えて下さい。そのうえで、夜のすごし方を本当に思い通りに計画できるとしたら、あなたは何時何分に寝ますか。

Q３

朝、ある特定の時刻に起きなければならないとき、どの程度目覚し時計に頼りますか。

①まったく頼らない　②あまり頼らない

③わりに頼る　④たいへん頼る

Ｑ４

ふだんあなたは、朝、目が覚めてから容易に起きることができますか。

①まったく容易でない　②あまり容易でない

③わりに容易である　　④たいへん容易である

Ｑ５

ふだん、起床後30分間の目覚めぐあいは、どの程度ですか。

①まったく目覚めていない　②あまり目覚めていない

③わりに目覚めている　　　④たいへん目覚めている

Ｑ６

ふだん、起床後30分間の食欲は、どの程度ですか。

①まったく食欲がない　②あまり食欲がない

③わりに食欲がある　　④たいへん食欲がある

Ｑ７

ふだん、起床後30分間のけだるさは、どの程度ですか。

①たいへんけだるい

②どちらかといえばけだるい

③どちらかといえばそう快である

④たいへんそう快である

Ｑ８

次の日、まったく予定がないとすれば、あなたは寝る時刻をいつもに比べてどうしますか。

①遅くすることはほとんどない（まったくない）

②遅くしても１時間以内

③１～２時間遅くする
④２時間以上遅する

Q９

何か運動をしようと思いたちました。友人が「それならば、週２回１時間ずつで、時刻は午前７時から午前８時までが一番いい」と助言してくれました。あなたの体調が最高と思われる生活リズムだけを考えると、それをどの程度やりぬけると思いますか。

①完全に実行できるだろうと思う
②わりに実行できるだろうと思う
③実行するのは難しいだろうと思う
④実行するのはたいへん難しいだろうと思う

Q 10

あなたは、夜、何時何分になると疲れを感じ、眠くなりますか。

Q 11

精神的にたいへん疲れるうえ、２時間もかかるとわかっているテストを受けて、最高の成績をあげたいとします。１日のスケジュールを本当に思い通りに組むことができ、あなたの体調が最高と思われる生活リズムだけを考えると、次のうちどの時間帯を選びますか。

①午前８時～午前10時　②午前11時～午後１時
③午後３時～午後５時　④午後７時～午後９時

Q 12

午後11時に寝るとすれば、あなたは、そのときどの程度疲れていると思いますか。

①まったく疲れていないと思う
②あまり疲れていないと思う
③わりに疲れていると思う
④たいへん疲れていると思う

Q 13

ある理由で寝るのがいつもより何時間か遅くなったが、翌朝は特定の時刻に起きる必要がない場合、あなたは次のどれにあてはまりますか。

①いつもの時刻に目覚め、それ以上眠らないだろう
②いつもの時刻に目覚めるが、その後うとうとするだろう
③いつもの時刻に目覚めるが、また眠るだろう
④いつもの時刻より遅くまで目覚めないだろう

Q 14

ある夜、夜警のため午前４時から午前６時まで起きていなければならないが、次の日はまったく予定がないとします。あなたは次のどれにもっともよくあてはまりますか。

①夜警が終わるまで寝ないだろう
②夜警前に仮眠をとり、夜警後に眠るだろう
③夜警前に十分眠り、夜警後に仮眠をとるだろう
④夜警前にできる限り眠るだろう

Q 15

きつい肉体作業を２時間しなければなりません。１日のスケジュールを本当に思い通りに組むことができ、あなたの体調が最高と思われる生活リズムだけを考えると、次のうちのどの時間帯を選びますか。

①午前８時～午前10時　②午前11時～午後１時
③午後３時～午後５時　④午後７時～午後９時

Q 16

きつい運動をしようと思いたちました。友人が「それならば、週２回１時間ずつで、時刻は午後10時から午後11時までが一番いい」と助言してくれました。あなたの体調が最高と思われる生活リズムを考えると、それをどの程度やりぬけると思いますか。

①完全に実行できるだろうと思う
②わりに実行できるだろうと思う
③実行するのは難しいだろうと思う
④実行するのはたいへん難しいだろうと思う

Q 17

仕事をする時間帯を、あなた自身で選ぶことができるとします。おもしろいうえ、できばえに応じて報酬がある仕事を5時間連続して（休憩を含む）行うとき、どの時間帯を選びますか。

午前１時から午前６時まで　／　午前２時から午前７時まで
午前３時から午前８時まで　／　午前４時から午前９時まで
午前５時から午前10時まで　／　午前６時から午前11時まで
午前７時から午前12時まで　／　午前８時から午後１時まで
午前９時から午後２時まで　／　午前10時から午後３時まで

午前11時から午後４時まで　／　午前12時から午後５時まで
午後１時から午後６時まで　／　午後２時から午後７時まで
午後３時から午後８時まで　／　午後４時から午後９時まで
午後５時から午後10時まで　／　午後６時から午後11時まで
午後７時から午後12時まで　／　午後８時から午前１時まで
午後９時から午前２時まで　／　午後10時から午前３時まで
午後11時から午前４時まで　／　午後12時から午前５時まで

Q 18

１日のどの時間帯に体調が最高であると思いますか。１つの時間帯だけを選んで下さい。

午前０時ごろ／午前１時ごろ／午前２時ごろ／午前３時ごろ
午前４時ごろ／午前５時ごろ／午前６時ごろ／午前７時ごろ
午前８時ごろ／午前９時ごろ／午前10時ごろ／午前11時ごろ
午前12時ごろ／午後１時ごろ／午後２時ごろ／午後３時ごろ
午後４時ごろ／午後５時ごろ／午後６時ごろ／午後７時ごろ
午後８時ごろ／午後９時ごろ／午後10時ごろ／午後11時ごろ

Q 19

「朝型」か「夜型」かと尋ねられたら、あなたは次のうちどれにあてはまりますか。

① 明らかに「朝型」
②「夜型」というよりむしろ「朝型」
③「朝型」というよりむしろ「夜型」
④ 明らかに「夜型」

第2章

睡眠の謎を解く

ウソと誤解を斬る

第9回

隣の眠りは長く見える

睡眠時間の個人差について

永遠の眠り（死）を「借金」、睡眠を「〝当座の〟返済」にみたてたのは哲学者ショーペンハウアーだ。ぐっすり眠ることで利息を多めに支払えば、元金返済を求められるのが遅くなる、つまり長生きできると説いた。

睡眠不足で生活習慣病や脳血管障害での死亡率が増加するという最近の知見にも通じる名言だが、一方で、眠らなくてもすむなら生活に余裕が生まれるだろうなぁ……と積み上がった仕事を抱え眠い目をこすりながらため息が出る。

睡眠時間は短縮できるのか？

『ベガーズ・イン・スペイン』というユニークなＳＦ小説がある。時代は近未来、遺伝子操作の結果、眠らなくても健康に生活できる無眠人（スリープレス）が誕生したものの、徐々に周囲の嫉みや憎悪の対象になって社会的軋轢《あつれき》を生むことになるのだ。うーむ、週末の明け方にワールドカップを横目に見つつ原稿を書いていると、その気持ち、分からないでもない。

８時間睡眠であれば1日の３分の1、75年の人生であれば25年間は寝ている訳であるから、これがナポレオンのように３時間睡眠ですめば、中学から大学時代に匹敵する余剰時間が生じる計算だ。ましてや丸々25年ともなればまさに小学校入学から結婚までの、あの独身時代と同じ長さ！（注：筆者のケース）

しかもこの余剰時間、高齢期間が延長するのではなく若くて元気な生活時間が延びるのである。これは最近話題の健康寿命（介護の必要がなく、日常生活を自立的に送れる期間のこと。ＷＨＯが２０００年に提唱。厚生労働省も健康寿命を延ばす「スマートライフプロジェクト」という運動を行っている）の延長そのものではないか。

なるほど、短時間睡眠のコツ、のような書籍がバカ受けするわけである。長短がなければ公平だが、各種調査による現代人の睡眠時間は4時間以下から10時間以上まで実に幅広い（図12）。

これはよく考えると不思議なことだ。なぜなら睡眠時間の長短は活動時間の長短であり、そのまま摂食量やエネルギー消費、捕食者との遭遇確率など生命維持に直結する大問題だからである。生存のために最適化され、自然淘汰《とうた》を生き延びてきた人類の睡眠にそれほど大きな個人差が許容されるのだろうか？

実際、他の動物ではこれほど大きな睡眠時間の個体差、日々の変動は知られていない。そこで人間に特有な睡眠時間の個人差の原因について考えてみよう。この疑問をひも解くことが快適睡眠習慣を考える大事なヒントになるからだ。

図12 睡眠時間の分布

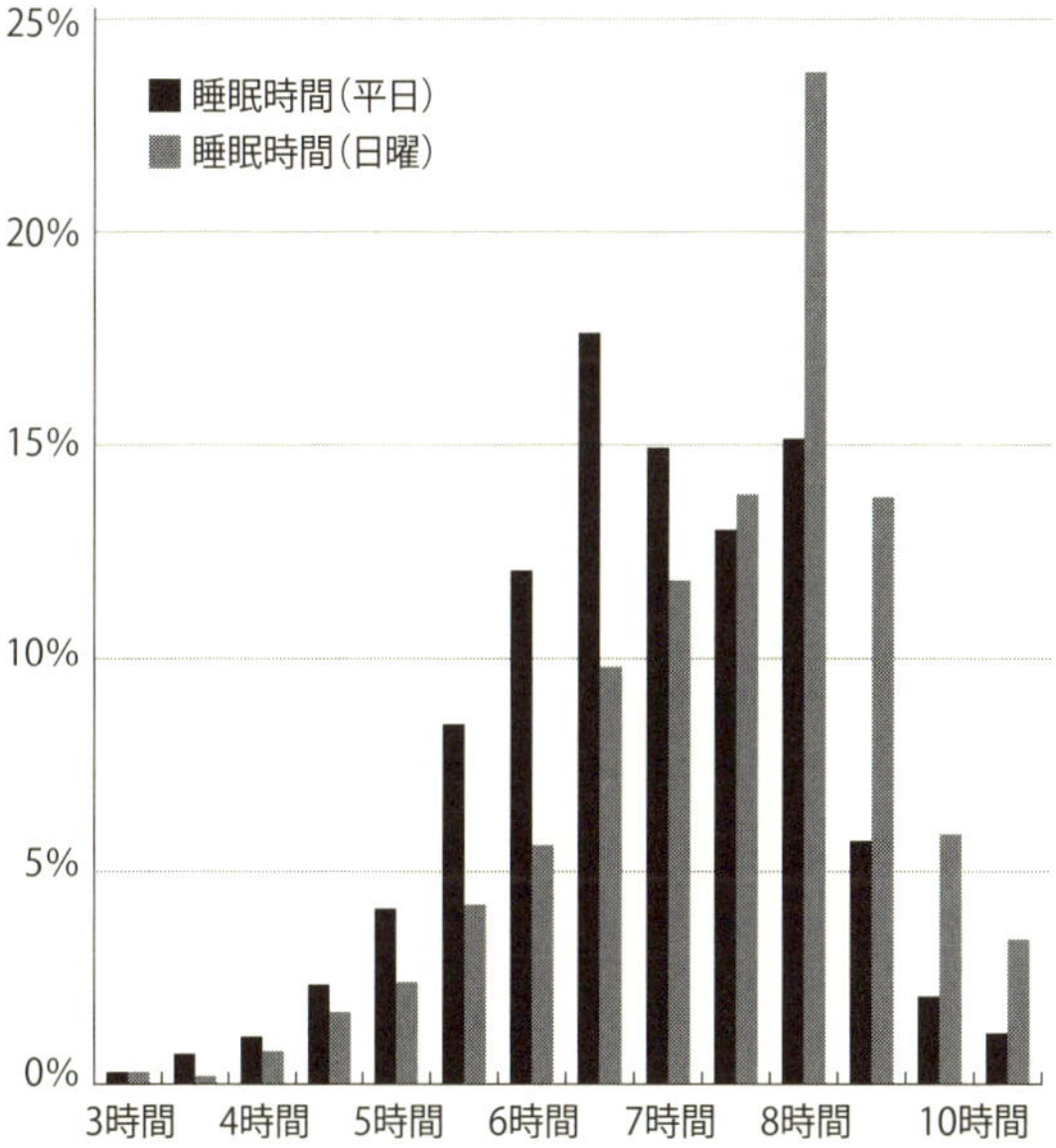

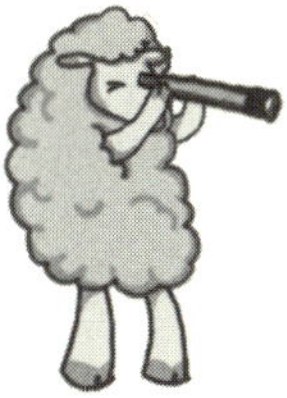

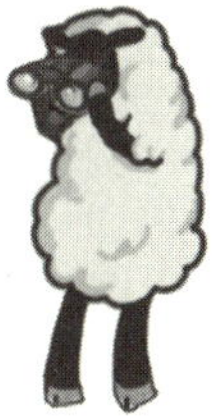

日本人の睡眠時間の分布。NHK 放送文化研究所編『日本人の生活時間・2005』（NHK出版、2006年）から作成。

適正睡眠時間を知る

自分の〝適正睡眠時間〟を知るのは思いのほか大変だ。「8時間でも寝足りない」「5時間も寝ればすっきり」などと話している人も、「その生活を1カ月続けてください」と言われれば、やや自信がなくなるのが普通だ。

毎日8時間寝続けられるのは一般的にはかなり若い頃だけで、「目が溶けるまで寝てやるー」とベッドの中心で叫んでいた人も、しばらくすると早めに目が覚めるようになる。

逆に寝不足に強いと豪語していながら日中には寝オチしている人もいるが、これは反則。たとえ短い時間でも昼寝は夜間の睡眠に大きく影響するため、単純な足し算以上の眠気防止効果がある。実はナポレオンは午睡が得意であったともいわれている。

私たちが経験的に自覚している〝適正睡眠時間〟は大きく以下の3つの要因で決まる。第1は体質で決定されている**必要睡眠量**、第2は睡眠ニーズに関わる**生活習慣**、そして第3は**睡眠不足に耐える力**、である。これに季節変動や加齢の影響が加わり、その時、その人にとっての適正睡眠時間が決まる。

第1の要因、**必要睡眠量**を調べるのはとても手間がかかる。

特殊な施設内でしばらく生活してもらい、運動や食事、午睡などさまざまな環境条件を整えて睡眠時間を毎晩脳波で測定するのだ。いずれ詳しく紹介する機会があると思うが、最近筆者らが行った研究の結果、実は一般人の必要睡眠時間にはせいぜい2時間程度の個人差しかないことが明らかになった。睡眠時間は思いのほか公平にセッティングされているらしい。

では実生活で見られる6時間以上の個人差はどのように生まれてくるのであろうか。

そこで第2の要因、**生活習慣**が重要になる。ライフスタイルによる睡眠ニーズを考えることなしに睡眠時間の長短は語れない。

アスリートが現役を引退するといきなり睡眠時間が短くなるという。ごく普通のサラリーマンでさえ退職して家でゴロゴロするようになると、眠りが浅く短くなることが少なくない。消費エネルギー量と睡眠時間との間に関連があるからだ。睡眠の最大の役割は休養である。必要な時に必要な人にやってくるのだ。

実生活で睡眠時間の長短が生じる第3の要因は**眠気に打ち勝つ力**に大きな個人差があることだ。

例えば、メカニズムはいまだ不明だが、夜型の人は睡眠不足に強いことが分かっている。夜更かしでも朝の出勤・登校時間は変わらないので夜型の人は概して睡眠不足だ。その分、翌日には早寝をしてもよさそうなものだが、昼に感じていた眠気は夜になると消えてしまい、むしろ目が冴《さ》えてきて深夜にガサゴソ活動を開始するのだ。睡眠不足に強い夜型を放っておいて自然に早寝になることはない。

一方で朝型の人にも弱みがある。睡眠リズムは規則正しいものの睡眠不足には弱く、夜勤は苦手とされている。

ちなみに、メディア関係者で「朝型です!」と力強く答えた人に私は2、3名しか出会ったことがない。圧倒的多数は「夜行性」という印象。夜型にクリエイティブな人が多いのか、単なる生き残り効果か、これもまた理由は不明である。

睡眠時間の個人差に関わる要因はさまざまあるが、この3点は特に影響が大きい。実生活での快眠スキルに役立つ情報も多く含まれているので、次回から詳しく解説しよう。

第10回

睡眠時間の長さを決めるのは遺伝か環境か

今回のテーマは「睡眠時間は遺伝する」。

睡眠時間の個人差は主に環境の相違によって生じると考えられてきた。しかし最近の遺伝研究によって、実は従来の予想以上に遺伝の影響を受けていることが明らかになってきたのである。

これは睡眠時間の調節メカニズムを探求する研究者にとって大きな朗報である、というお話をしたい。

睡眠時間と必要睡眠量

今回の話題に入る前に、睡眠時間と必要睡眠量という紛らわしい名称の違いについて説明しておきたい。

必要睡眠量とは精神活動、体温調節、循環、代謝など基本的な生命活動を日々営むために最低限必要な休息としての睡眠時間のことである。遺伝の影響を受けるのはこの必要睡眠量であると考えられている。必要睡眠量は発達や加齢により緩やかに変化はするものの、恣意的《しいてき》に短期間で変化させることはできない。

しかし現実には私たちの**睡眠時間**は日々大きく変動する。例えばスポーツで汗を流せば眠りは深く長くなり、日がな一日ゴロゴロして過ごした夜は浅く短くなる。運動、食事、入浴、飲酒などの生活習慣（体内環境）や、気温、湿度、日照時間などの気象条件（外部環境）が睡眠時間に大きく影響することは数多くの研究で確かめられている。

必要睡眠量を睡眠時間の1階部分とすれば、環境による変動は2階部分に相当する（時には1階にめり込むこともある）。

環境か遺伝か？

以前は睡眠時間の個人差の大部分は２階部分で説明できると考えられていた。１階の天井がとても低く、２階の天井がとても高い変則型の住宅である。

しかし、睡眠時間の研究者が着目したのは主に１階部分であった。必要睡眠量はどのように決定されるのか、そのメカニズムに関心を持ったのである。これには理由がある。

環境の影響によって睡眠時間が大きく増減するのは事実だろうが、それはあくまでも見かけ上の変動である。しかも一過性には激しく見える影響も１週間、１カ月と平均すれば睡眠時間の個人差をすべて説明できるほど大きいものでないことも分かってきた。やはり個人差の主役は必要睡眠量らしい！

必要睡眠量の個人差に関連する遺伝子を探し出せれば、睡眠時間を決定するメカニズムを分子レベル、たんぱく質レベルで解明する夢にも現実味が出てくる。さらにその先は睡眠時間調整薬の開発へと、夢は続く。睡眠障害はもちろんのこと、麻酔や冬眠、アンチエイジングなどユニークな応用法が見いだされるかもしれない。睡眠時間の遺伝研究がもたらすビッグな夢に睡眠研究者は賭《か》けたのである。

問題はどうすれば必要睡眠量に対する遺伝的影響を知ることができるかである。前回も少し触れたが、個人の必要睡眠量を知るには特殊施設を用いた精密な実験が必要である。とても手間がかかる作業で、多数の被験者を要する遺伝研究にそのまま利用することはできない。

そこで次善の策として、普段の生活で記録した睡眠時間に及ぼす「遺伝」と「環境」の影響の度合いを調査することから着手したのである。睡眠時間に相当程度の遺伝的影響が確認できれば、その多くを担うのは1階部分の必要睡眠量と考えてまず間違いないからだ。結果的に遺伝研究者の賭けは吉と出た。

遺伝的影響をどうやって見分けるか

当初、研究の見通しについては悲観論が強かった。遺伝部分が天ぷらのエビだとすれば、環境部分は衣である。時々エビがひどく小さいのにやたらと見かけが大きいエビ天に遭遇することがあるが、多くの研究者にとって睡眠時間のイメージはこのちょっと残念なエビ天であった。尻尾は立派だがかじってみたらエビが極めて小さく、ほとんど衣だけだと判明すれば実に残念な気持ちになる。これを睡眠の遺伝研究に置き換えると、当然ながら睡眠時間の長短に寄与する遺伝子が見つかる可能性は極めて低く、見つかったとしてもその影響度は小さいに違いない。研究者は睡眠時間の調節メカニズムを分子レベルで解明する大きなアプローチ法を失うことになる。

不安を抱きつつも多くの睡眠研究者が〝大きなエビ〟を求めて調査を進めた。実際のところ、天ぷらを外から見てエビの大きさを知ることは可能なのか？　これは難しいに決まっている。読者の皆さんも頭からかじった一口目に身が入っていなかったという苦々しい経験をお持ちだと思う。エビ天を解体せずにエビと衣の割合を算出するには相当の準備とテクニックを要するのだ。

そもそも睡眠時間に限らず、ある生体現象が遺伝か環境のどちらかの影響を１００％受けるなどということは一般的にない。遺伝的影響も単一の遺伝子が担うのではなく、複数の（時には多数の）遺伝子がさまざまな影響度を発揮している場合が多い。これを多因子遺伝と呼ぶ。笑い話のように聞こえるかもしれないが、「台風の日に外で転んで骨折をした」などというアクシデントですら平衡感覚、筋力、骨密度、そんな日に外出する無謀な性格などのさまざまな遺伝的影響を受けているといわれるほどである。

睡眠時間もまた遺伝と環境の相互作用（バランス）により決定されている。バランスといっても遺伝と環境が同等に作用しているわけではなく、片方の影響がより強いのが普通であり、その割合は疾患や生体機能によって大きく異なる（図13）。睡眠時間というシンプルな情報からその割合を試算するというのであるから、全く雲をつかむような話に聞こえるかもしれない。

双子がもたらす研究成果

しかし、調査対象である「表現型」（後述）の発現に遺伝と環境のどちらがどれだけ強

図13 ヒトの表現型に対する遺伝・環境の影響度

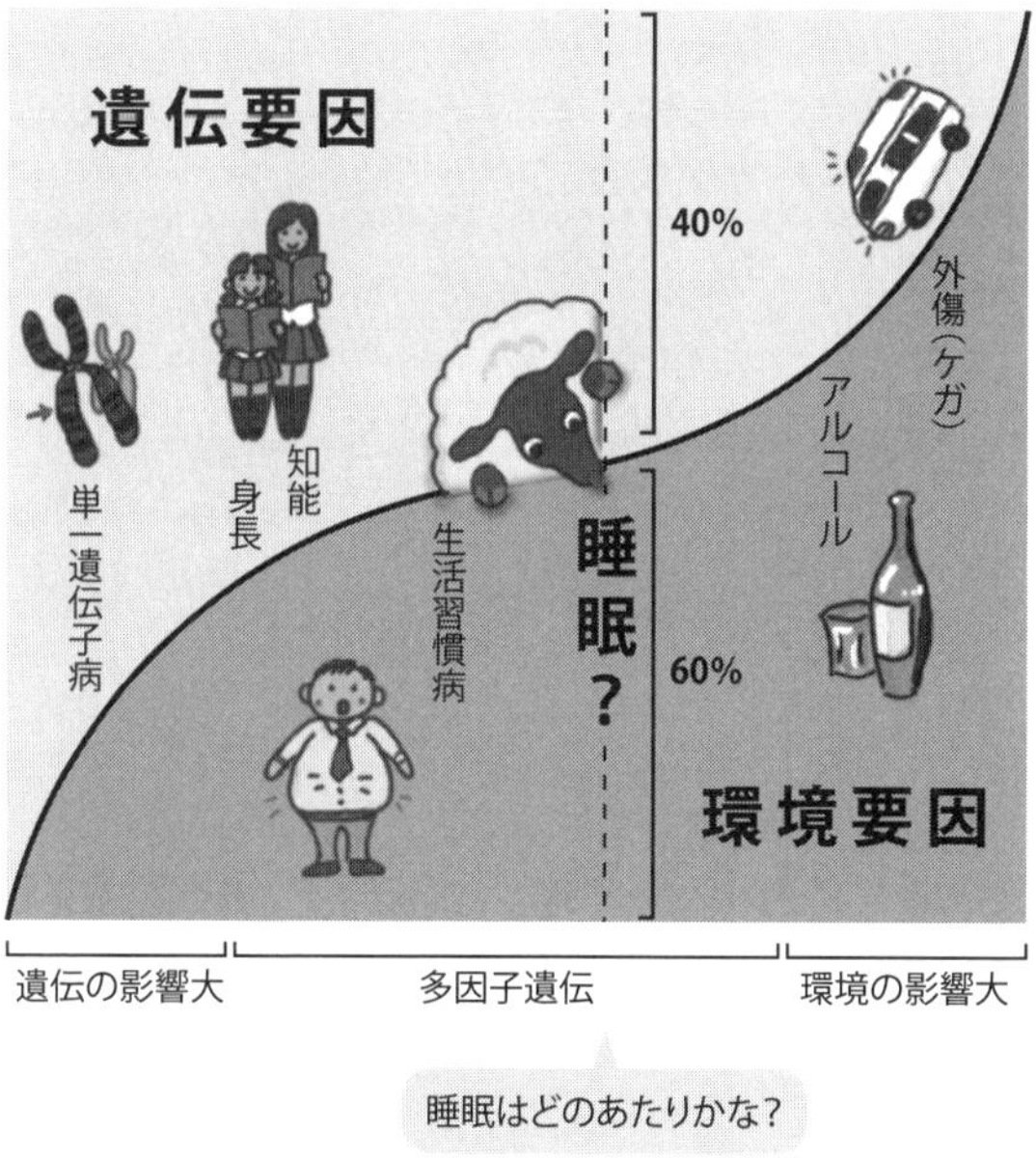

く作用しているか推測するための強力な手法がある。それが双生児研究である。

表現型とは身長や体重、病気の症状などのことで、今回は睡眠時間である。

一卵性双生児は同一の遺伝子配列を有するため、仮に遺伝的影響が非常に強ければ環境の相違があったとしても双子の睡眠時間はかなり近似するはずである。逆に環境の影響がより強ければ両者の乖離は大きくなる。

最もスタンダードな双生児研究とは、誕生後間もなく異なる家庭環境で別々に育てられた一卵性双生児のペアで表現型を比較する方法である。実際にはそのような特殊な生育歴を持つ一卵性双生児のペアを多数集めて協力を得るのはとても難しいため、代わりに一卵性双生児と二卵性双生児、兄弟、全くの他人との間で表現型を比較するなど、さまざまな指標で遺伝・環境の相互作用を検討する。

これらの遺伝学的手法を駆使して、これまでに米国、カナダ、フィンランド、オランダ、クロアチアほか、幅広い国と人種を対象にして睡眠時間に及ぼす遺伝と環境の影響度を比較する調査研究が行われた。

その結果、心強いことに大部分の調査で睡眠時間に対する比較的大きい遺伝的影響が確認されたのだ。道は行き止まりではなかった！

遺伝の影響を受ける睡眠時間

成人の睡眠時間の遺伝率は０・３〜０・５と推定されている。特筆すべきは乳幼児の睡眠時間の遺伝率が０・６〜０・７と高いことだ。

遺伝率の概念は複雑だが端的に言えば「ある表現型がどの程度遺伝によって決定されるか」を示す尺度である。例えば遺伝率０・５とはその集団における睡眠時間の分散（ばらつき、個人差）の50％が遺伝的要因で説明できることを意味している。もっと分かりにくい？　何はともあれここでは、遺伝率が大きいほど個人差に遺伝が深く関係していることを示すと承知いただければ結構である。

ちなみに、これまでに報告されているさまざまな心身機能の遺伝率の例として、記憶力（０・32）、知覚速度（０・46）、推理力（０・48）、体重（０・80）、知能（０・80）、身長（０・86）などがある。もちろん研究の対象集団（年齢、人種など）によっても異なるので、あくまでも参照値としてご覧いただきたい。

読者の方々はどのような印象を受けるであろうか。これらの数値を聞いて「なるほど！」と膝《ひざ》を叩いて納得する人はほとんどいないだろう。推理力が0・48とはなんぞや？シャーロック・ホームズの子供もやはり名探偵になれるのか⁉

それでも、知能（0・80）や身長（0・86）の遺伝率は遺伝子のチカラが強いのだろうなぁ、と納得するに十分な数値に見える。実際、「栴檀《せんだん》は双葉より芳《かんば》し」「男子の身長＝（父親の身長＋母親の身長＋13）÷2＋2」などの言い伝え（？）があるように、身長や知能などは世間一般でも〝親から受け継ぐ〟表現型として認知されている。

それらに比べれば睡眠時間の遺伝率は低めだが、睡眠時間の長短に厳然として遺伝的影響が関与していることはご納得いただけると思う。

年齢で変化する遺伝率

ここで賢明な読者はお気づきであろうが、成人の遺伝率0・3〜0・5という数値は、言い換えれば睡眠時間の個人差の少なくとも半分は環境要因で説明可能であることを意味している。ただし乳幼児で推定された０・６〜０・７という高い遺伝率に比較して成人では０・３〜０・５と目減りしている。どうやら年齢を経るにしたがって遺伝的な影響の度合いが薄まり、相対的に環境の影響が強まるようだ。

遺伝子配列は変わらないのに、なぜ遺伝的影響度が変化するのか？　乳幼児は心身（遺伝子）が求めるままに眠るのに対して、成人後は〝大人の事情〟で恣意的に睡眠時間を操作することが多いため、見かけ上の遺伝的影響度が低下するのも理由の一つと考えられる。

これは遺伝研究について回る悩みである。表現型を正確に把握すること（測定精度）は遺伝研究の生命線であるが、例えばうつ状態や不安、幻覚・妄想などの精神現象は定量化や定性化が難しいためになかなか遺伝研究が進まず苦労している。

また、環境要因が遺伝子機能（配列ではない）を後天的に変えてしまう場合もある（〝エピジェネティクな変化〟と呼ばれる）。例えば、ある種の環境ストレスが睡眠時間（より正確には必要睡眠量）に関わるたんぱく質を合成する機能（転写）に後天的変化を与えることで、睡眠時間を永続的に変えてしまう可能性もあるのだ。遺伝研究では従来、遺伝子配列の個人差に着目して疾病研究が進められてきたが、最近ではエピジェネティクな解析に重点が移りつつある。睡眠研究も同様の道を歩んでいる。

今後の課題

今回の話をまとめよう。

睡眠時間が遺伝的影響を受けているという知見は、分子生物学や遺伝学の方面からアプローチを続けている研究者に強力な援軍となった。ノストロモ号のデッキに降り立つシガニー・ウィーバーか、ネブカドネザル号のキアヌ・リーブスか、というくらいの心強さである。

今後は影響力を行使している遺伝子の特定やその機能解析に精力が注がれることになるだろう。いや、すでにこの瞬間にもブレイクスルーになるような大発見がなされているかもしれない。『ベガーズ・イン・スペイン』に登場する無眠人／スリープレスの原因遺伝子もぜひ見つかってほしいものである（多因子遺伝では難しかろうが……）。

また、双生児研究、遺伝研究では「表現型」を正確に把握することがとても重要であることもお分かりいただけたと思う。精神現象などとは異なり、睡眠時間は表現型が明瞭のように思われるかもしれないが、本書でも何度か触れたように、睡眠時間は恣意的に操作可能であり、研究精度を落とす〝ノイズ〟になっている。

もし遺伝的要因を強く反映しているであろう個人の必要睡眠量を表現型として用いれば、それに関連する遺伝子群を探索するパワーも一気に高まることが期待できる。ただし、何度も書くように必要睡眠量の測定はとても大変な作業なのである。

第11回

譲れない眠り「必要睡眠量」を測る

前回は睡眠時間も遺伝するという話をした。遺伝要因が強いことで知られる身長や知能などにはやや及ばないが、睡眠時間の長短もまたれっきとした体質の一つなのだ。ただし睡眠時間のすべてが遺伝子の支配下にあるわけではない。

私たちの睡眠時間は、基本的な生命活動を営むために必要なコア部分（必要睡眠量）と生活習慣や環境に影響される可変部分の二重構造からなり、遺伝的影響が大きいのは**必要睡眠量**だ。

なぜ必要睡眠量を知る必要があるのか

必要睡眠量は健康生活を維持するために欠かすことのできない睡眠の屋台骨であり、他の休養法では代償の効かない〝譲れない眠り〟である。

睡眠不足の影響は甚大である。短期的には翌日の眠気や倦怠感、能率低下、交通事故などのヒューマンエラーの主要な原因となり、中長期的には生活習慣病やうつ病、認知症などのさまざまな疾病のリスクを高める。慢性的な睡眠不足は深刻な〝現代病〟と言える。

そのため、必要睡眠量の調節メカニズムは脳科学と医療の両面から大いに関心が寄せられてきた。自分の必要睡眠量を知ることは、何時間眠れば心身ともにリフレッシュされ、翌日に向けてフル充電されるのか知ることにつながるからだ。こころと体に優しい生活設計ができるはずである。

しかし睡眠時間の長さに関わる遺伝子探索を難しくしている技術上の課題があることは前回触れたとおりである。鍵となる必要睡眠量を測定するのが大変なのだ。

ドラえもんの四次元ポケットから取り出した睡眠時間判定機に「アナタノヒツヨウスイミンリョウハ5ジカンデス」「ジョギングヲシテモ6ジカンイジョウハムリデス」などとご託宣を受ければ諦めもつき、効果があるか分からない快眠グッズに小遣いを浪費せずにすむはずだが、未だそのような小道具が登場したことはない。

ちなみにドラえもんの小道具には睡眠関係のものも多い。過去には、1錠のめば1時間で10時間分の睡眠が取れるようになる〝睡眠圧縮剤〟とか、予定を言いつけて目に貼ると眠りながら仕事をこなせるようになる〝居眠りシール〟などきわめて実用的なツールが登場している。それだけの科学力があれば睡眠時間判定機など簡単に作れるだろうに……。しかし、そもそもそのような便利な道具があれば判定機も不要であった。閑話休題。

必要睡眠量は普段の生活では割り出せない

本人にしっかりと日々の睡眠時間を記録してもらい、そのデータから必要睡眠量を割り出すことはできないのかというご質問を受けることが多いが、事はそう簡単に運ばない。

残念ながら、現時点では在宅で記録した睡眠パターンから必要睡眠量を割り出す試みは成功していない。

普段の生活では、残業やレジャー、夜勤など社会的ニーズに合わせて恣意的に睡眠時間を延長・短縮できる。このような睡眠の冗長性が多様なライフスタイルを支えているわけだが、同時に必要睡眠量の推定を困難にさせている。

第10回で紹介した睡眠エビ天理論でも解説したように、〝衣（環境部分）〟がたっぷり着いたエビ天から、〝具（遺伝部分＝必要睡眠量）〟の大きさを透視するのは困難なのだ。

サッカーファンであれば、ワールドカップが開催されていた時期のご自分の睡眠パターンを思い出していただきたい。睡眠記録が時期や環境によっていかに大きく影響されるか思い当たるはずである。あの１カ月とその後の１カ月、同一人物のものとは思えないほど睡眠パターンは異なっているはずである。こと、２０１４年のブラジル人ともなれば躁からうつにスイッチしたような変貌ぶりであろう。

また、照明や室温、湿度、ベッドパートナーの睡眠習慣などさまざまな要因の影響を受けて睡眠時間は変動する。

必要睡眠量を測定するにはこれらの〝雑音〟を取り除き、十分に長い期間（少なくとも1、2週間）にわたって自然発生的な睡眠時間を観察する必要がある。実験室で必要睡眠量を測定するときには、周囲からの刺激をシャットアウトした環境（隔離実験室）で毎日最低12時間消灯して眠れるだけ寝てもらう。日中の運動量も最低限に抑え、食事も標準必要摂取カロリーと栄養素量に調整する。

そのような生活を何日も続けていると、当初は睡眠不足のリバウンドにより長時間寝ていた人でも睡眠時間は徐々に短縮してくる。エビ天理論で言えば〝衣〟が取れてくるのである。私たちの実験ではエビが剥き出しになるのに平均1週間弱必要であることが明らかになっている。

普段の生活をしながら必要睡眠量を割り出せれば楽なのだが、これはミッション・インポッシブル。だって、目覚ましにも、スマホにも、子供にも、ペットにも、カーテンから差し込む朝日にも邪魔されずに寝たいだけ寝るなどという優雅な生活は普通のサラリーマンや主婦には望むべくもないから。ましてやそれが1週間……。例えば私の場合、「3日間好きなだけ寝倒した」それすらいつであったか全く思い出せない。

経験的に感じている「私なりの満足できる睡眠時間」を答えてもらっても、たいがいは精密な測定結果からずれてしまう。睡眠不足後の爆睡体験など極端なイメージが邪魔をするからである。必要睡眠量は週末にやりがちな寝だめよりも短いのが普通である。現代人の多くは蓄積した睡眠不足を抱えており、それを解消するには何日もかかる。週末２日程度の寝だめでは睡眠不足を完全に解消するのは難しい。

え？　２日で眠気は取れる？　それは自覚的な眠気が消えただけであり、代謝やホルモン分泌への影響などは残存していることも明らかになっている。時間をかけてゆっくりと睡眠不足を解消しないと真の回復は得られないのだ。

小手先のテクニックで睡眠不足は補えない

多くの実験ボランティアで必要睡眠量を測定してみると面白い事実が見えてきた。

例えば、20〜30代の男性ボランティアを調査したところ、普段の睡眠時間には３時間程度の開きがあった。一方で彼らの必要睡眠量を調べてみるとその個人差は２時間。すなわち睡眠時間のばらつきの3分の2は必要睡眠量の差だった。残り3分の1（1時間）が環境要因によって生じていた。

一般的に睡眠時間の違いは環境の影響が大きいと思われてきたが、実際には必要睡眠量の役割が大きいことが分かったのだ。睡眠遺伝子たちよ、結構頑張っているではないか。体が求める睡眠時間に大きく逆らって生活することは難しい。小手先のテクニックで睡眠不足を補うことはできないのだ。

もう少し踏み込んで、睡眠時間の長短に関わる具体的なメカニズムとは何であろうか？いくつかの有力な神経伝達物質の遺伝子多型が睡眠時間に関連していたとか、ある種の時計遺伝子の突然変異を有していると短時間睡眠になるとか、ユニークな研究結果が報告されているが未だ解明の道のりは遠い。ただ間違いなく言えるのは、細胞、ホルモン、自律神経、代謝など多岐にわたる生体機能が総動員されて睡眠時間は決定されており、各パーツの機能の違いが積み重なって睡眠時間の大きな個人差が形作られているという点だ。

紙幅の関係上、一例だけ挙げよう。

睡眠に深く関わるホルモンである副腎皮質ホルモン・コルチゾールや成長ホルモンを一

卵性双生児で測定してみると、一見して分泌パターンが非常に似ていることが分かる（図14）。顔だけではなくホルモン分泌までソックリとは、実に遺伝子の力を感じるではないか。

では二卵性双生児ではどうか。遺伝子の共有度はきょうだいと同じなのでそれなりに似ているものの、一卵性双生児に比べて細かい違いが目立つ。この違いの一つ一つが睡眠時間の個人差につながっているのだ。

睡眠時間は〝体質〟である

冒頭で慢性的な睡眠不足は深刻な〝現代病〟だと申し上げた。

「睡眠不足は自己責任であって病気じゃないだろう」「自己管理がなっておらんからだ」などという反論もあろうかと思うが、いやいや、必ずしもそう一方的に断ずることはできない。

多忙な現代社会では、体質的に長時間睡眠が必要な人はそれだけである種のハンディ

図14 双生児における内分泌パターンの比較

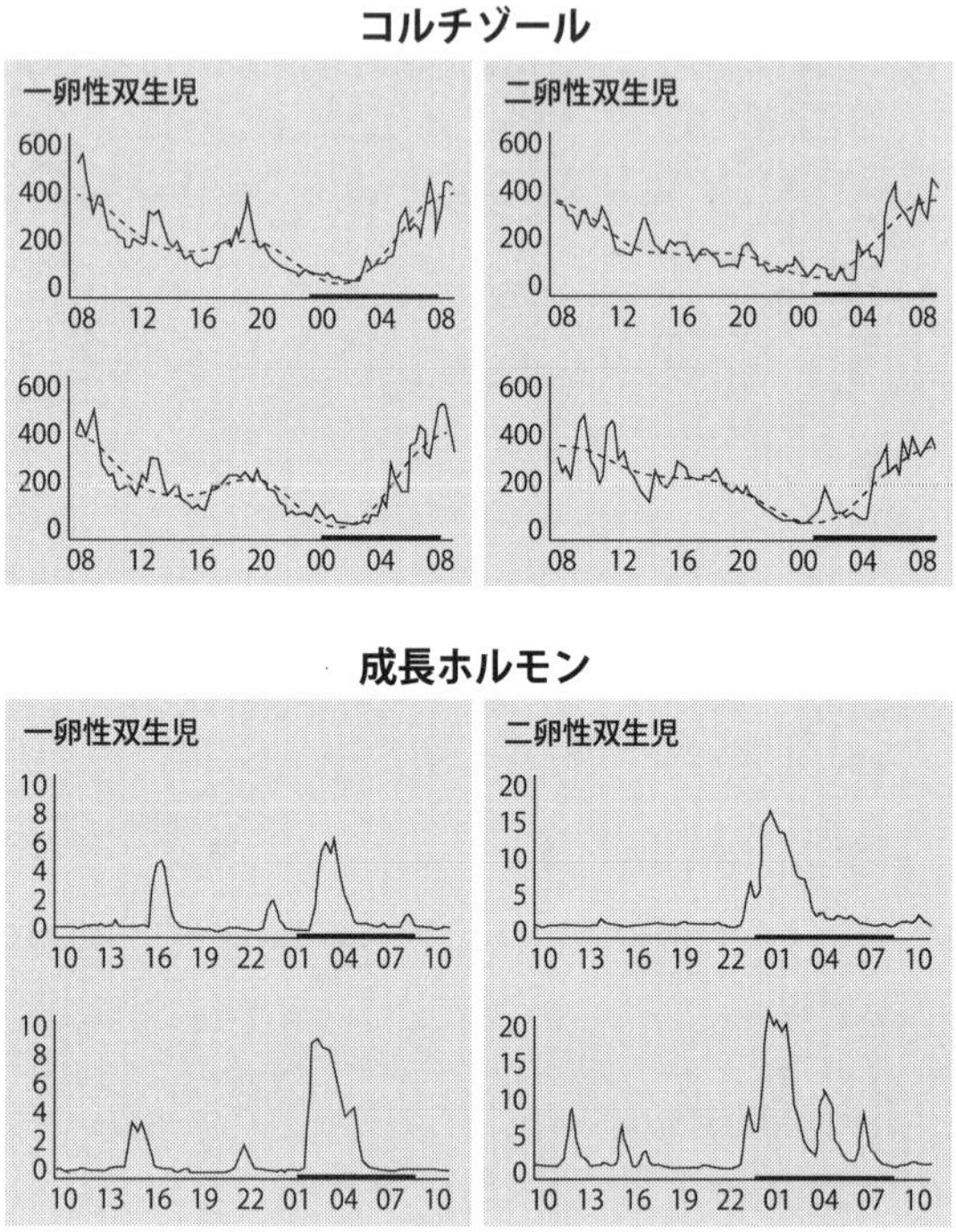

コルチゾールは強力な覚醒作用をもつホルモンで、睡眠の前半では分泌が抑えられ、明け方に向けて一気に増えて覚醒を促す。成長ホルモンは眠り始めに出る深睡眠の時にまとまって分泌される。睡眠を支えるこれら多くのホルモンの分泌パターンが似ていれば、睡眠時間も近くなる。なお、血縁関係にない他人同士ではこのような一見して分かる類似性はない。

キャップを背負っていると言えまいか。同じ分量の仕事や家事をこなし、同じ就床時間を確保しても、必要睡眠量が長いが故に十分な疲労回復ができず心身の不調に陥っている人がいれば、それは立派な〝生活習慣病患者〟である。遺伝的に糖尿病リスクを抱えている人が周囲と同じ食習慣を守っていても発症してしまうのと何の違いがあろうか。これが精神力で克服できますか？

かように睡眠時間というのは気合いだけでは御しがたい〝体質〟なのである。当初の予想よりも小さいとはいえ、必要睡眠量２時間の開きがもたらすインパクトは大きい。１時間通勤の往復分、映画なら丸々１本、麻雀なら半チャン２回はこなせる時間だ。

今回解説したように、必要睡眠量の個人差がどのようなメカニズムで生じるのかその詳細は明らかになっていない。しかしこれまでの研究から、少なくともその一部は私たちの祖先が自然淘汰をくぐり抜けるためにとった生き残り戦略に関連していることが明らかになっているらしい。その戦略は睡眠の長さや深さ、そして加齢変化にも関係し、また快眠スキルのヒントにもなっているのだ。これは次回のテーマとしたい。

第12回

ゾウの睡眠、ネズミの睡眠

第9～11回は、睡眠時間の個人差について遺伝と環境の相互作用の視点から眺めてきた。これとは別に、睡眠時間の個人差や加齢変化について進化論的な視点からさまざま論議されているので、代表的な仮説やその実証データをご紹介したい。

加齢とともに減る睡眠時間

個人差が大きいという点では身長も同じである。

健康調査票などではついつい2センチほどサバを読んでしまう私だが、先日の健康診断で昨年より5ミリ縮まっていることを知り愕然とした。この連載の編集者は「誤差でしょ」と気楽に笑い飛ばしてくれるが、１８０センチ以上ある人に言われるとなぜだか素直に頷《うなず》けないのである。

ともあれ私の場合は測定ミスに違いないだろうが、一般的に年齢とともに身長が縮むのはよく知られた事実。「夕方に測ったので」などと言い訳してみても空しいだけで、ましてや高くしたい低くしたいと駄々をこねる人はいない。

だがこと睡眠時間となると「若い頃のように長くできるかも」と期待を抱いてしまう方が多い。しかし残念ながら、身長同様、睡眠時間にも情け容赦なく加齢の鉄槌《てっつい》が振り下ろされる。

成人後の睡眠時間の変化はおおむね次のような具合だ。

①睡眠時間は10年ごとに10分ずつ短縮する。

②夜間の中途覚醒時間は10年ごとに10分ずつ増加する。

③寝つくまでにかかる時間には大きな変化なし。20代と80代を比較しても、違いは10分

図15 加齢に伴う睡眠時間の変化

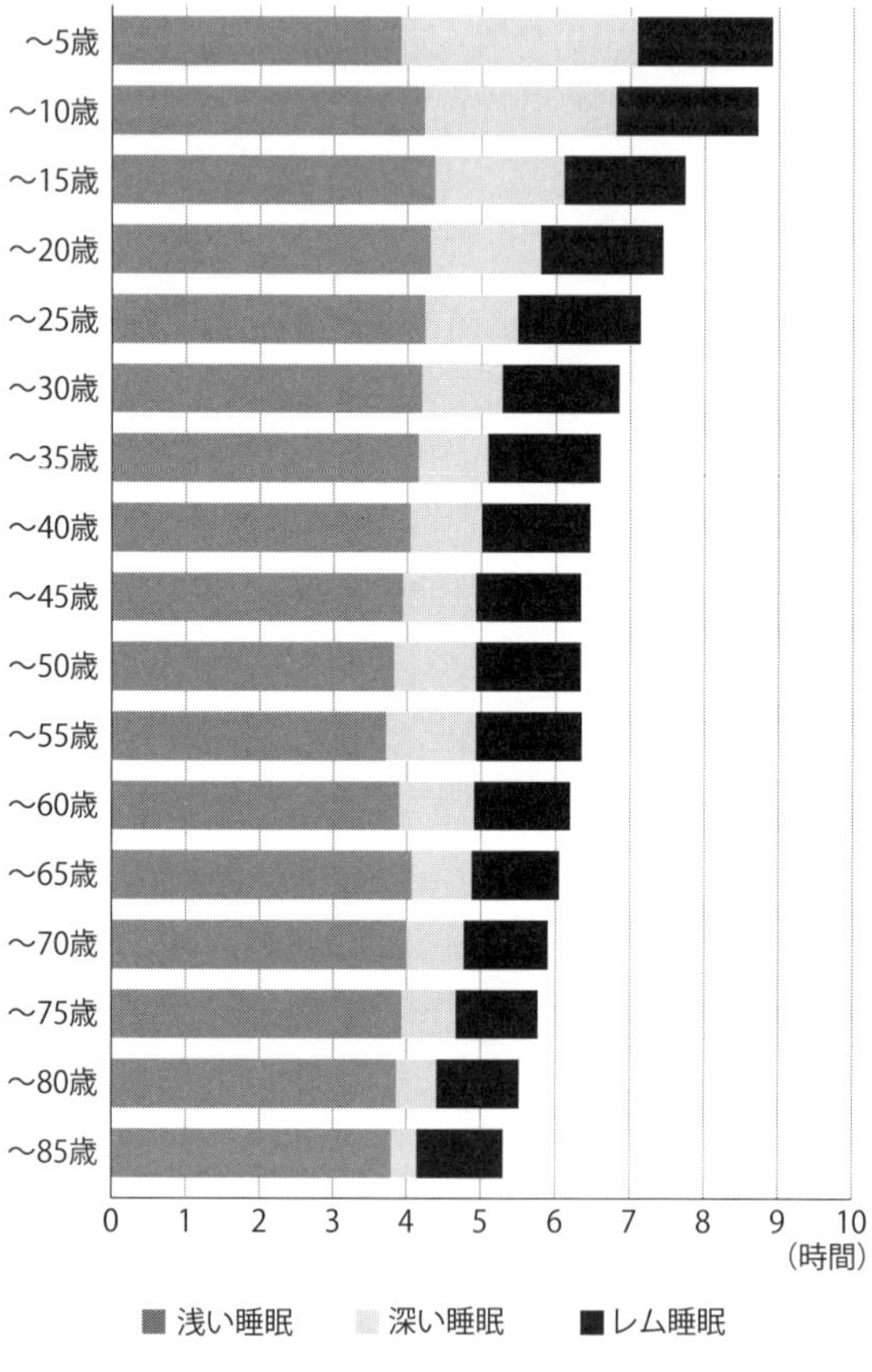

Ohayon らのデータから筆者が作成。

以下。

④睡眠時間に占める深い睡眠の割合は10年ごとに2％ほど減少する。

一目瞭然、明々白々、問答無用で睡眠時間は浅く短くなっていく（図15）。「そんな夢も希望もない話は聞きたくない！」というお叱りの声が聞こえてきそうだが、これが現実。ちなみに夢見る睡眠（レム睡眠）は年を取ってもあまり減らない。え、黙れ？

予想と正反対だった「ゾウの睡眠、ネズミの睡眠」

前置きが長くなったが、ここからが本題である。睡眠時間に個人差があること、年々短縮すること、この2つの間には共通のメカニズムがあるようなのだ。そのヒントは他の動物の睡眠時間についての研究から得られている。

動物種間で睡眠時間は大きく異なるが、睡眠時間と体重あたりの酸素消費量（エネルギー消費量）の間に明瞭な正の相関（睡眠時間が長いと酸素消費量も多い）があるのだ（図

16）。エネルギー消費量が大きい動物は、体重あたりに換算して大量のエサを食べなくてはならず、燃費が悪いことを意味している。

それにしても睡眠時間にこれほど大きな種差があるのは驚きである。私が初めてこの図を見たときには意外な印象を受けた。

エネルギー消費量が大きいネズミはちょこまか動き続けている短時間睡眠タイプ、消費量が小さいゾウはゆったり長寝タイプと勝手にイメージしていたためだ。実際には図を見てお分かりの通り、正反対である。

この図が意味しているところは、ガソリンをよく食う燃費の悪い動物ほど長く寝なくてはならないということだ。ネズミは車体こそ小さいが燃費は極めて悪い。このような車が動き続けたらすぐにガス欠（＝死）になる。そこでネズミはなるべくエンジンをかけない、動かないという生き残り戦略をとったのだ。

長い無動状態を作ることでエネルギー消費量を落とし、少ない食料で基礎代謝を支える、これが睡眠の始まりと考えられている。目が覚めたら残ったガソリンでかっ飛ばし数多くのガソリンスタンド（エサ）に立ち寄るのだ。

図16 体重あたりの酸素消費量と睡眠時間の関係

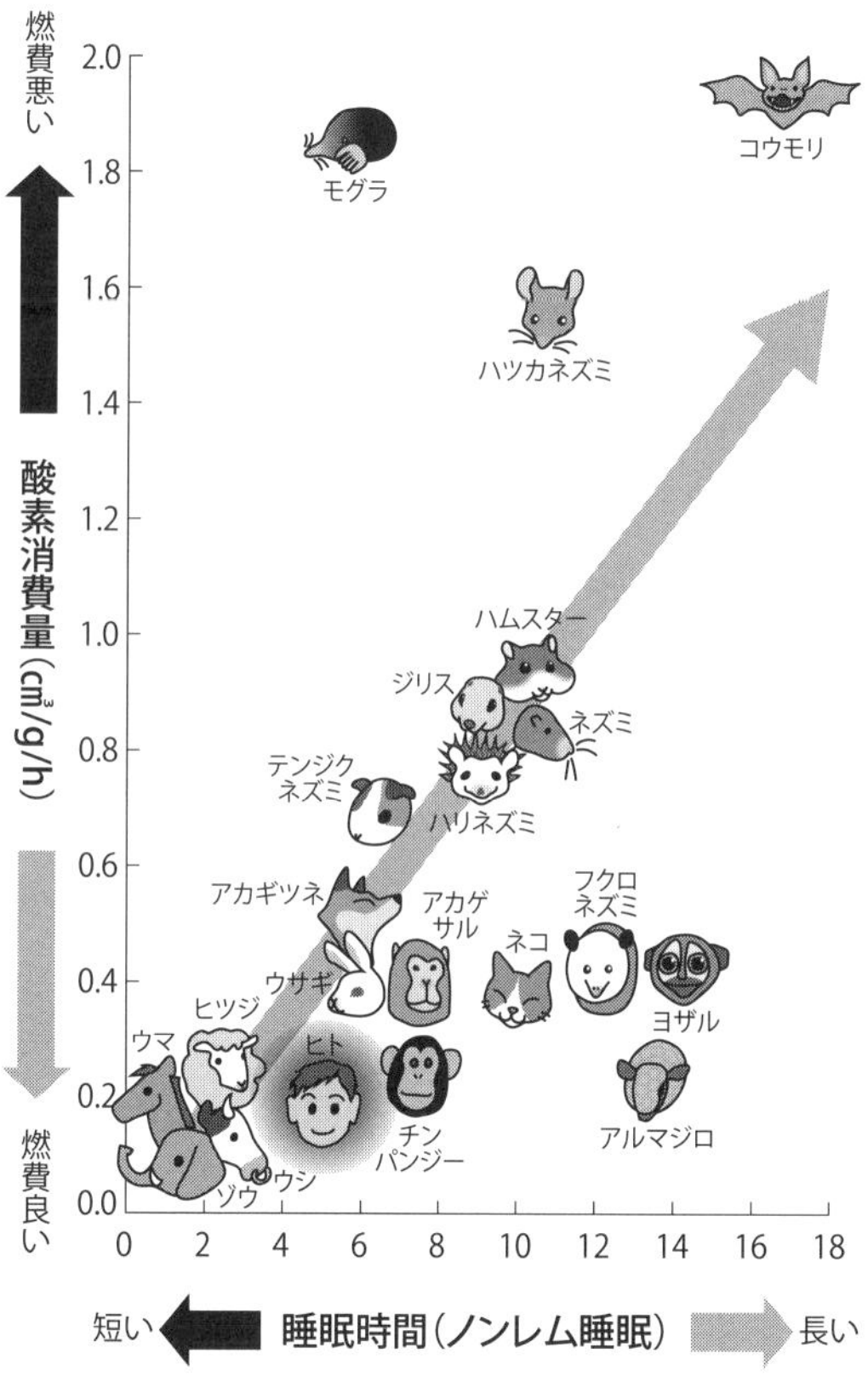

Zepelin と Rechrschaffen らのデータから筆者が作成。

一方、ゾウは大型ダンプだが実は燃費のよい超エコ型エンジンを搭載している。ゆっくりと周回してガソリンスタンドを探せばよいわけだ。

燃費と睡眠のルールはヒトにもあてはまる？

では、**エネルギー消費量が大きいほど睡眠時間が長い**という関係が、人の中でも見られるのか？

動物実験と違って環境や食事の影響を厳密に調整することが難しいため決定打となるデータが得られていないが、やはり同様の傾向があるようだ。実際、年齢とともに睡眠時間が短くなるのもエネルギー消費量の低下が深く関わっていると考えられている。

図17を見ていただきたい。さまざまな身体機能が年齢とともにどのように低下するか、30歳の時を100％として示してある。

ここに図15にある睡眠時間のデータを重ねてみると、基礎代謝の低下とぴったり重なることがお分かりいただけると思う。基礎代謝量とは呼吸や体温など基本的な生命維持活動

図17 加齢に伴う身体機能の低下

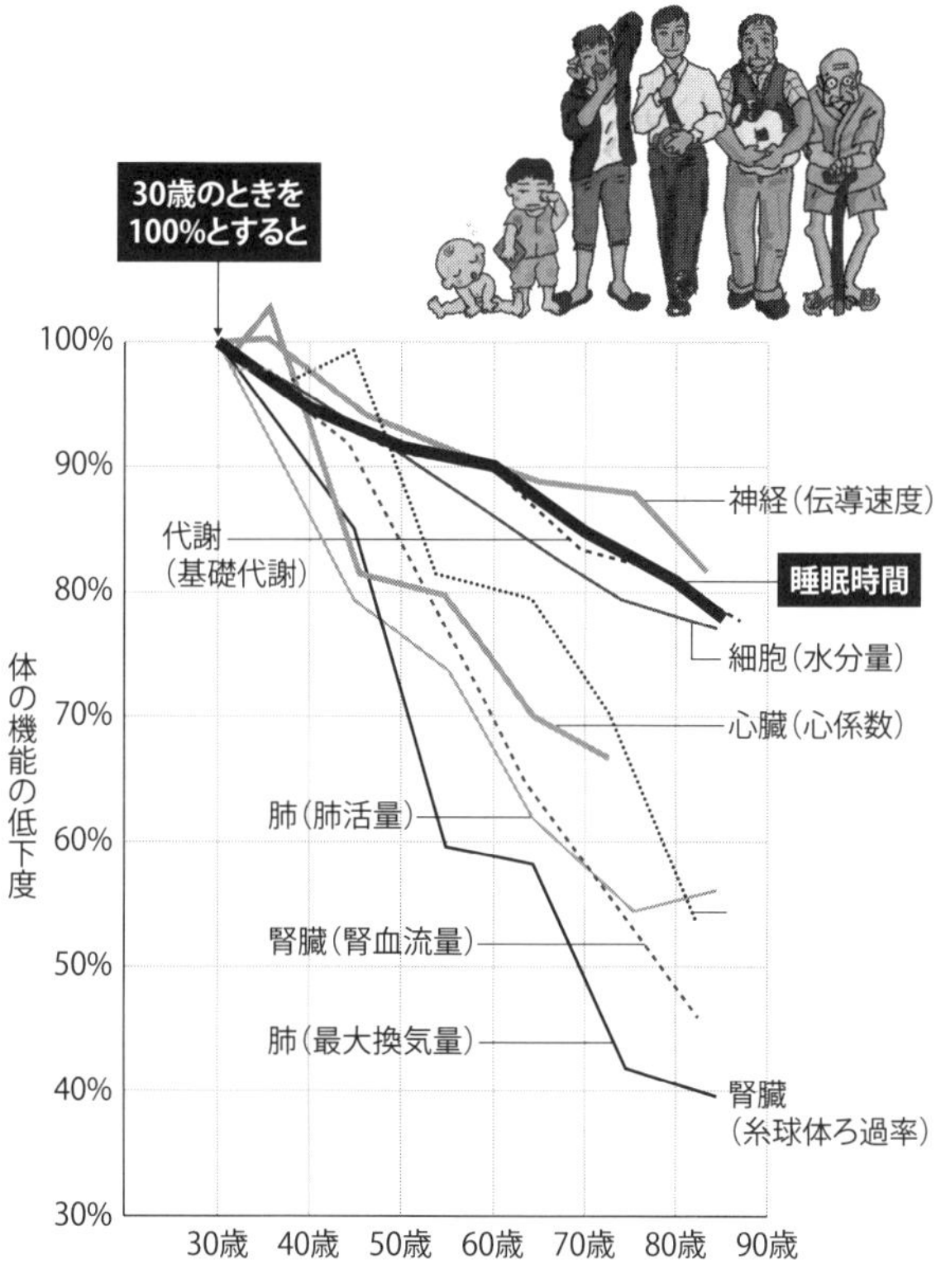

Strehler のデータから筆者が作成。

のために消費される必要最小限のエネルギー消費量のことで、年齢とともに緩やかに低下する。

基礎代謝の低下といえば聞こえが悪いが、超エコ型に進化したと前向きに考えれば気が楽になる。乳幼児に比較して高齢者では体重あたりのエネルギー消費量が3分の1になる。

若い頃ほど眠れなくなったとお嘆きの中高年の方も、爆睡している若者を羨ましがるなどせず「燃費が悪いなぁ」と泰然と構えていただきたい。

とはいえ、もっと眠りたいと諦めきれない読者の方へ。確かに定期的な運動や筋トレにより基礎代謝を上げることができれば、理論的には睡眠時間の延長効果が期待できる。しかし実際には、基礎代謝を若者並みに高めることは難しいし、ほかの心身の要因も睡眠時間に影響するためおのずと限界がある。

それでも手がないわけではない。適度な運動習慣や食習慣によって日々のエネルギー消費量を増やしてやれば、睡眠時間はさほど長くはならないが、深く、連続性のよい睡眠を得るのに役立つことが知られている。

そこで次回は快眠につながる生活習慣について考えてみる。

第13回

朝の目覚め感をよくするには

意識の片隅でベルが鳴っているのは分かる。腹立たしい。バシッと叩いて止める。また鳴る。叩く。何度か繰り返すうちに「そろそろマズイ」と状況認識ができるようになる。なんとか上半身を起こすが、そのまま反対方向に倒れ込む。体が重い……ここは木星か？（注：木星に地表はありません）重力に抵抗してようやくベッドの重力圏から離脱するのは目覚めてから10分以上も後のこと。

10分なんて甘い！　私は30分かかる、いや俺は1時間、など各所から悲鳴が聞こえてきそうだが、毎朝泥から這い出るように苦労してベッドから抜け出している人は数多い。単なる睡眠不足のためではない。同じような睡眠時間でもすっきり目覚める日とそうでない日があることに気づいている人も多いだろう。どのようなメカニズムで寝起きの感覚は決まっているのだろうか。

覚醒直後は誰でも頭が働かない

目覚ましなどでむりやり起こされたときに多いのだが、覚醒直後に眠気や気怠《けだる》さが強く残り、頭はぼんやりして、疲労回復感がないことがある。睡眠科学の世界では、このような睡眠から覚醒状態に切り替えができない一過性のぼんやり状態を**睡眠慣性**とか**睡眠酩酊《めいてい》**と呼ぶ。

今回はこの睡眠慣性について少し深掘りしてみたい。

睡眠慣性があると思考がうまく働かず、刺激に対する反応速度も低下するため危険業務は厳禁である。運転中に眠気を感じてパーキングエリアで仮眠を取り、目覚めた後に運転を再開したのはよいが睡眠慣性のために逆に事故を起こしてしまったなどといった笑えない話もある。

米国で行われたある実験を紹介しよう。

参加したのは９名の健康被験者（平均年齢29歳）。３週間にわたって毎日８時間の睡眠を取り、睡眠不足を十分に解消してから実験に臨んだ。被験者に実験室で寝てもらい目覚めた直後から認知機能テストを開始し、その後丸々24時間（徹夜込み）にわたって２時間おきに測定した結果、以下のことが判明した。

一日の中で覚醒直後の成績は最も悪く、平均してピーク時の65％に過ぎず、徹夜明けよりも大幅に低い水準であった。この睡眠慣性による認知機能の低下は短時間では回復せず、覚醒から１時間たってもピーク時の80％台にとどまり、午後の眠気のある時間帯や深夜帯と同水準であった（図18）。

睡眠慣性があると頭が働かず事故のリスクが高まるのは当然で、見かけ上は覚醒しているが脳はまだ半覚醒だからである。実際、脳波を測定すると周波数が低いままである。

脳波は周波数の高いものから順に、ベータ波（β：14～30Hz）、アルファ波（α：８～13Hz）、シータ波（θ：４～７Hz）、デルタ波（δ：１～３Hz）の大きく４つに分けられる。しっかりと覚醒し注意力が高い状態ではベータ波が多く見られる。閉眼して安静にしてい

図18 覚醒直後の認知機能は徹夜明けより低下

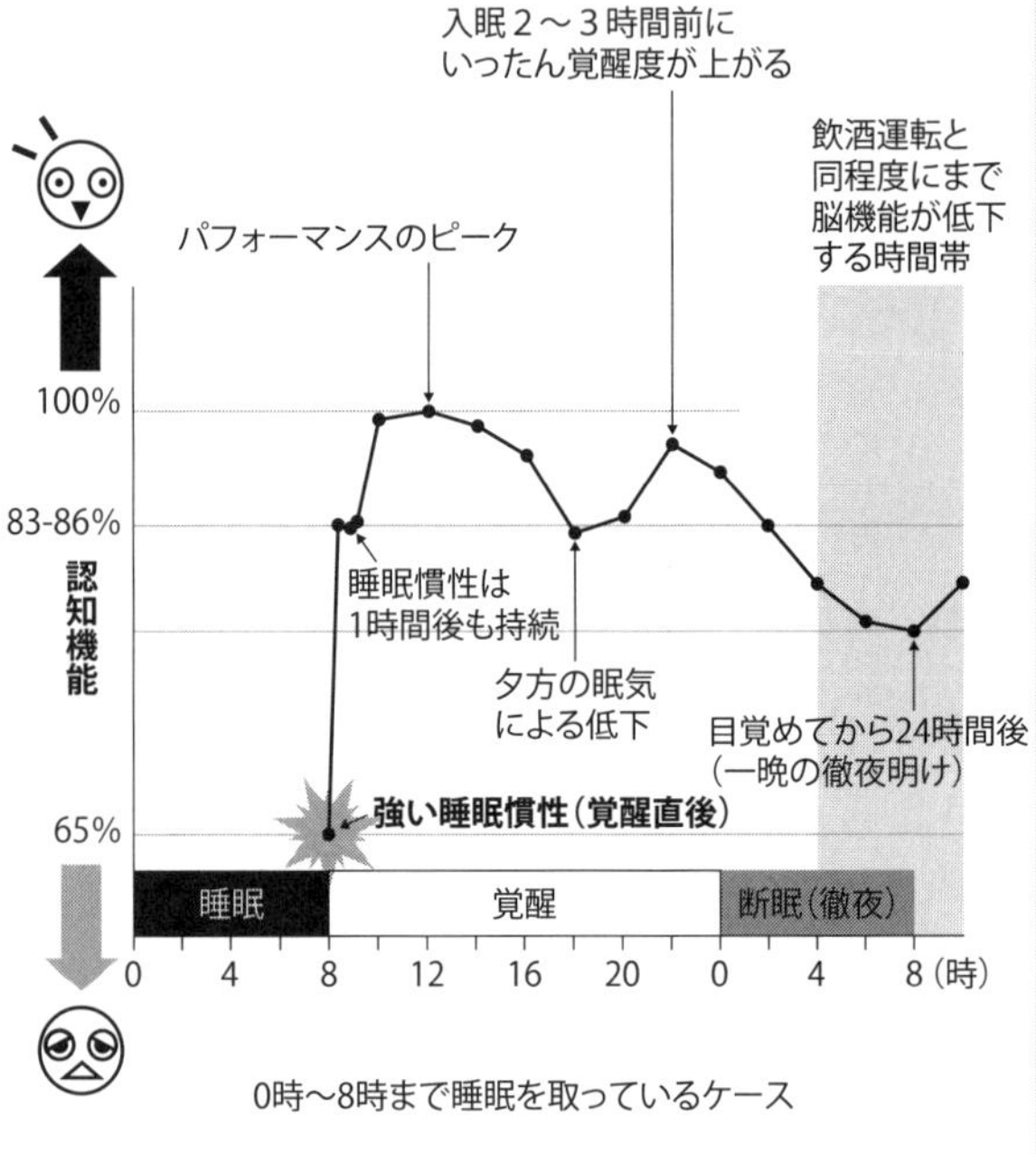

Wertzら（2006年）のデータから作成。

るときはアルファ波が主体となり、ウトウト（まどろみ）状態になるとアルファ波が減少して代わりにシータ波が出現してくる。徐波睡眠（深い睡眠）になるとデルタ波が主体となる。

睡眠慣性があるときの脳波ではシータ波やアルファ波が多く見られ、目は開いていても脳はウトウト状態なのである。

睡眠慣性は昼寝でも生じる

当然ながら、脳活動が低い深睡眠（睡眠段階３、４）から急に覚醒すると睡眠慣性が強く出やすい。例えば寝ついてから１時間後～３時間目あたりは深睡眠の真っ最中で、この時期に急に起こされるとひどい睡眠慣性が生じる。一方、浅い睡眠（睡眠段階１、２）から覚醒したときは比較的短時間で睡眠慣性から回復できる。

睡眠慣性は昼寝でも見られる。昼休みや仕事の合間、授業中、休日の午後などに軽くうたた寝のつもりが１時間以上寝てしまい、目が覚めてもしばらくボーッとして仕事にならなかった経験はないだろうか。

それは昼寝の間に深い睡眠段階にまで入ってしまったためである。過ぎたるは及ばざるがごとし。昼寝も適度に抑えた方が目覚め感がよく効果的なのだ。

特に若い人の場合には入眠してから深睡眠に至るまでの時間が短いので要注意。30分ほども寝ると半数以上では深睡眠に入ってしまい、目覚め感がかえって悪くなる。そのためスマホでタイマーをかけるなどして20分程度の短い昼寝にしておいた方がベターだし、その程度の昼寝でも眠気はかなり解消できる。

同じことは長距離運転中の仮眠にも言える。睡眠慣性が長引くような長い仮眠はむしろ危険である。

テスト勉強で睡眠不足のまま試験に臨むのは仕方がないとしても、試験前にウトウトするのは禁物である。特に数学の試験の場合は要注意。20分程度の居眠りでも目覚めた直後は計算能力が約20％ダウン、50分の居眠りでは35％ダウンするという研究結果もある。学生諸君は試験会場で眠気が出ないように普段からこつこつ頑張っていただきたい。

目覚め感をよくする方法は未来に期待？

普段の眠りで目覚め感をよくするために誰でもできる秘策はない。すぐに思いつくのは、６時間後や７時間半後など、レム‐ノンレム睡眠周期である90分の倍数で覚醒する（目覚ましをかける）方法である。明け方のレム睡眠が終わった直後の浅い睡眠段階で覚醒することを狙ったものだが、レム‐ノンレム睡眠周期には個人差があるのでなかなか理論通りにいかないことが多い。しかもその日の疲労度や就床時刻によってもレム睡眠が出現するタイミングが変化する。

現時点ではさまざまなレム‐ノンレム睡眠周期で目覚め感をモニターし、睡眠慣性が最も小さくなる自分なりの時刻設定を試行錯誤で見つけ出すしかない。自宅でも簡単に測定できる簡易脳波計の開発が進んで値段も10万円を切るところまできている。

脳波判読ソフトの精度も日進月歩なので、浅い睡眠で心地よく起こしてくれる目覚まし時計も遠からず登場するだろう。私の見るところ数年以内には「高級置き時計」くらいの値段で発売されるのではないだろうか。

睡眠慣性と眠りの質は無関係

最後に、睡眠慣性が強いとその夜の睡眠の質が悪かったのではないかと考えがちだが、それは正しくないことは指摘しておきたい。今回ご説明したように睡眠慣性は覚醒直前の睡眠深度が関係するのであって、睡眠時間や一晩を通しての睡眠深度とは直接関連しない。

逆に睡眠慣性が少ないからといって睡眠の質がよいとも言えない。睡眠時無呼吸症候群や不眠症などでは睡眠が浅いためむしろ睡眠慣性が軽いことすらあるのだ。

第14回

起きたい時間に目が覚める不思議なチカラ

毎朝、子供を起こして学校に送り出すのに四苦八苦している親御さんも多いと思う。階下から子供部屋に向かって起きろーと怒鳴っていたお母さんがその声量を買われて町内の合唱団に誘われたとか、そんな笑い話が出るくらい寝た子を起こすには日々胆力と腹筋を要する。

かくいう私の長男坊も寝起きが悪く、寝ている間に頭のどこかの歯車が外れているんじゃないかと心配になるほどエンジンがかからない。目覚まし時計よりも早く目を覚ます長女と遺伝子の４分の１を共有しているとは思えない寝坊ぶりである。

睡眠不足なんだろうなぁと同情したりもするが、早寝をした翌日でも寝坊は同じだった

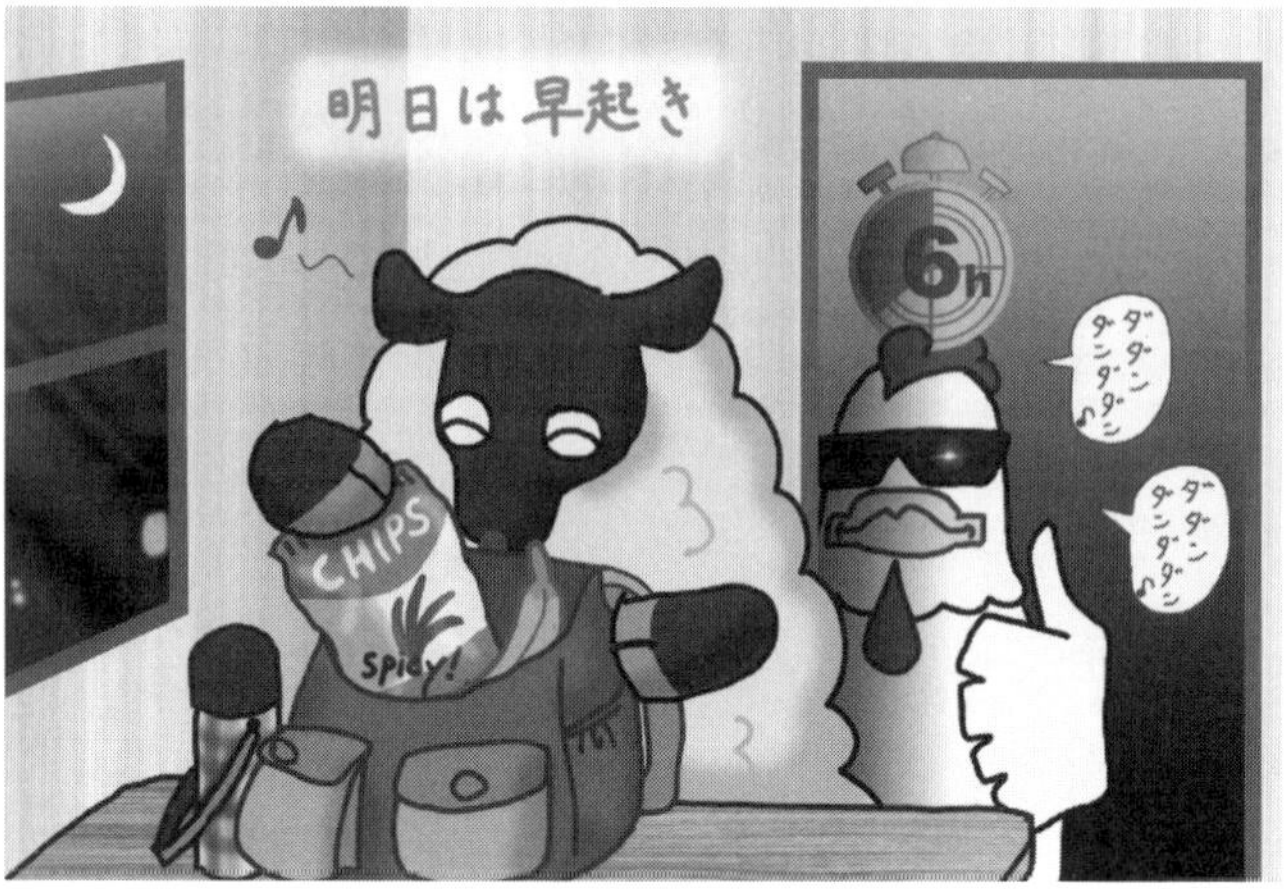

り、遊びに出かける朝にはちゃっかり早起きしてくるため、時々冷た〜い視線で寝ぼけ顔を見てしまう。同じような疑問を持つ親は多いらしく、ヤフー知恵袋などでも「遠足で起きられるのに普段寝坊なのはおかしい。やる気の問題なんじゃないか？」という主旨の質問が複数寄せられている。

今回はこの希望した時刻に目覚めるチカラについて興味深いデータをご紹介したい。

成人の半数以上が自力で起きられる

意思や意欲（やる気）が早起きを助けるのは確かである。「頑張らなくちゃ！」「明日が楽しみ」「早く朝にならないかな」などのハッピーな動機づけや期待があると、目覚まし時計なしでも希望時刻あたりで覚醒できる確率が高くなる。

ある調査によれば健常成人の半数以上が必要に応じて自力で覚醒できると回答しており、その精度（予定時刻と実際の覚醒時刻の誤差）はプラスマイナス10分程度であるらしい。驚愕の結果である。少なくともこの調査は私の周囲では行われなかったことは間違いない。だって早起きが得意そうな人間がさっぱり見当たらないから。

意思によって自力で覚醒することを専門用語では「**自己覚醒**」もしくは「**予定された睡眠終結**」と呼ぶ。一般的に前者の方がよく用いられるが個人的には「終結《ターミネーション》」の方が好きで、自己覚醒の得意な人を睡眠のターミネーターと呼んでいる。早起きが思いのまま、朝からエンジン全開、朝礼で喝っ、というイメージにぴったりだからだ。こわっ。

冗談はさておき、自己覚醒できる人は当然ながら睡眠慣性（目が覚めた後にぼんやりする状態）が少なく覚醒感がよい。睡眠をコントロールしている感じ、一日を制した感じで、きっと気持ちがよいのだと思う。実に羨ましい。

覚醒時刻は、体内時計で定められた〝寝つき時刻〟と、疲労回復に何時間寝なくてはならないかという〝睡眠恒常性〟によってある程度自動的に決まってしまう。

それを睡眠中にもかかわらず意思のチカラでターミネートするのだからよほどのことが体内で生じているはずである。どのようなメカニズムで自己覚醒が可能になるのか興味のあるところだが、残念ながら未だに謎に包まれている。しかし、これまでにいくつかの興味深い現象が確認されているのでご紹介したい。

目覚める前に脳で起きていること

自己覚醒について話すと「興奮で眠りが浅くなっているんじゃないの?」とよく問われるのだが、この自然な目覚めは眠りが浅くなるなど睡眠の質が低下して生じているのではない。筆者らが行った研究では、同じ人でも自己覚醒を試みた夜は普段の夜よりも入眠直後に深い睡眠で見られる脳波(デルタ波)が増加していた。効率よく脳を休めることで、睡眠後半の目覚めを楽にしているのかもしれない。

さらに、自己覚醒に成功した人の右前頭葉の血流が驚くべきことに覚醒の30分ほど前から増加することも分かった。目が覚める前から大脳の活動が高まるのだ。

ほかにも、起床予定時刻の少し前にレム睡眠が登場することが多いことがいくつかの研究で確認されている。レム睡眠時には大脳皮質の血流が増加するため、その直後に目が覚めると覚醒しやすいと思われる。しかし、なぜレム睡眠が予定時刻の近くで増加するのか、肝心の点が不明のままである。

なかなかブレイクスルーが起こらない中、世界中の睡眠研究者や体内時計研究者を驚かせる研究が登場した。これは最も権威ある科学雑誌の一つである『ネイチャー』に掲載されたため大変な話題になった。

この研究では同じ被験者で日を変えて３回にわたり実験室で睡眠とホルモン測定を行ったのだが、それぞれ以下のような異なる説明をしてから消灯してもらったのである。

①寝る前に「朝９時に起こします」と伝えて９時起こす（平常夜）
②寝る前に「朝６時に起こします」と伝えて６時に起こす（自己覚醒夜）
③寝る前に「朝９時に起こします」と伝えて実際には６時に「脳波計の故障で実験終了

です」と言って起こす（サプライズ夜）

被験者はランダムな順番で3回の検査を受けたのだが、サプライズ夜のことはアクシデントだと思い込ませるのがポイントである。「6時に起こされる（起きなくてはいけない）」という自己覚醒の影響を見るためには、「6時に起きなくてもよい」と言われた晩のデータではなく「9時まで寝るのだ」と思い込ませて突然6時に起こした時のデータと比較する必要がある。なぜなら、「6時に起きなくてもよい」と言われた時点で、すでに何らかの暗示効果が生じるからである。

体内時計とは異なる「タイマー時計」がある？

さて、研究の結果、睡眠中のあるホルモンの分泌パターンが実にユニークな挙動を見せたのだった。そのホルモンとは副腎皮質刺激ホルモン（ＡＣＴＨ）である。

ＡＣＴＨの生理作用の一つが強力な覚醒効果である。通常は深睡眠が多い午前3時頃ま

図19 目覚めるチカラの背景にACTHあり？

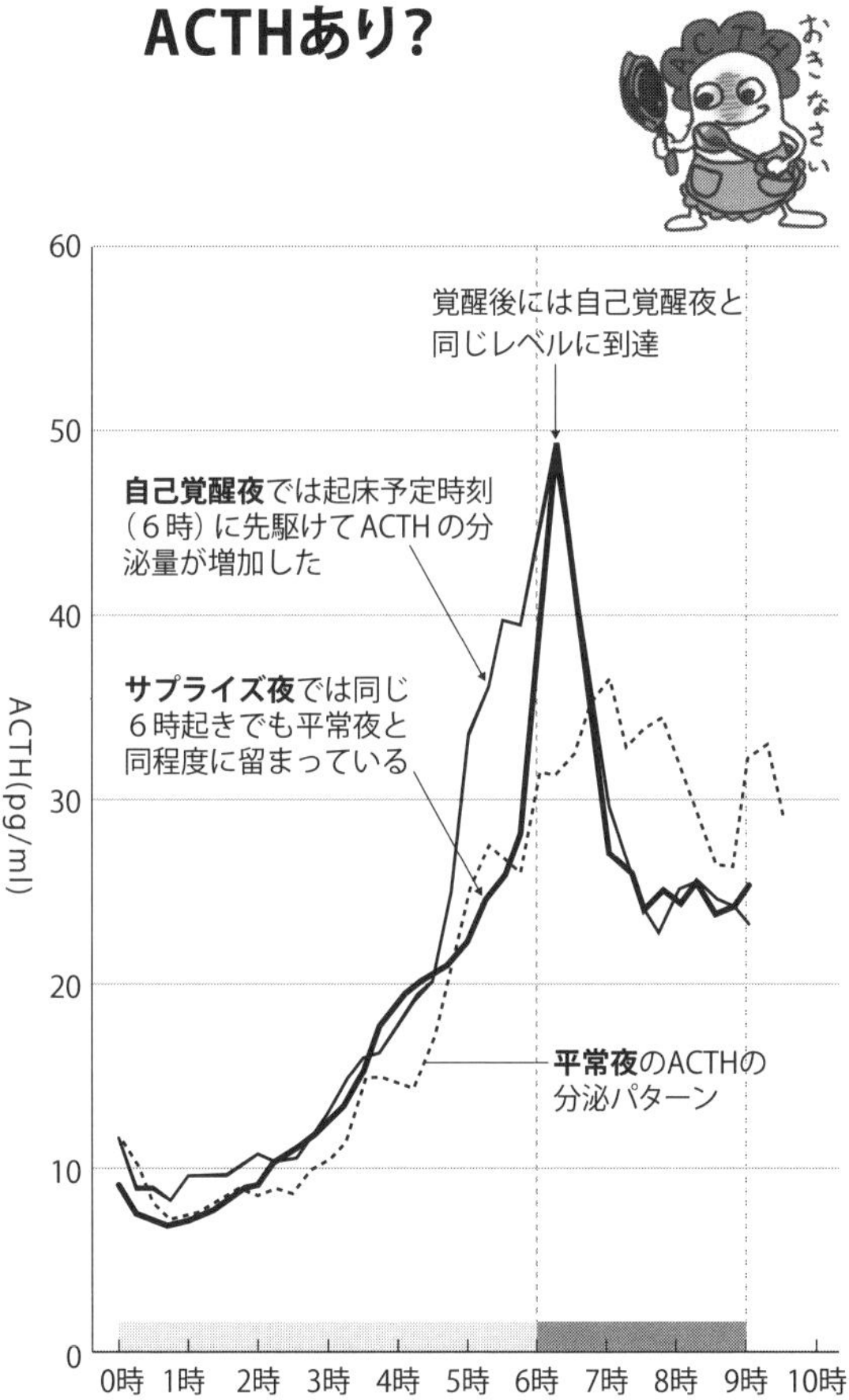

Born J らのデータから作成。

ではACTHが低く抑えられ、その後明け方に向けて徐々に分泌が増加する（図19の平常夜）。

ところが驚いたことに、「6時に起きなきゃ」と考えた自己覚醒夜では起床予定時刻の1時間以上前の午前4時過ぎからACTHが急に高まったのだ！ その一方で、同じ6時に起こされたにもかかわらず「9時でいいんだ」と信じて寝たサプライズ夜では、普段と同じ分泌レベルにとどまっていたのである。

「ACTHが早く分泌するのが驚きなのか？」と問われれば、「もう吃驚！」と答えざるを得ない。

ACTHの分泌リズムは体内時計に強固にコントロールされていて、自分の意思で分泌時刻を変えることなど不可能と考えられていたからである。その頑固なはずのACTHが、簡単な暗示で、こともあろうに寝ている間に普段と違う挙動をするなどということは簡単に信じられない、というのが一般的な研究者の反応である。

この研究結果は非常に有名になったのだが、まだ世界のどの研究機関においても追試（再現）されていない。実はこのようなことはよくあるのだ。手間がかかって容易に追試できない研究などはそのまま舞台裏に消えていくことも少なくない。ただし、このネイチャー論文はそれまでの常識を覆す内容を含み、さまざまな論議を巻き起こしたため、いずれ白黒つけなくてはならないだろう。

仮にこの研究結果が正しいとすれば、**体内時計（24時間時計）とは異なる別の強力な時計（タイマー型もしくは砂時計型ともいう）が私たちの体内に存在していることを意味**している。現在もそのタイマーのメカニズム研究が続けられている。強力なタイマーを持っていれば自己覚醒もお茶の子さいさい。睡眠慣性の悩みも一発解消である。

一方で、このタイマーが悪さをする可能性もささやかれている。例えば、毎晩判で押したように同じ時刻に目が覚めてしまう不眠症患者や認知症の高齢者ではタイマーが暴走しているのではないかというのだ。

自由自在にオンオフ切り替えられるタイマー調整剤の新薬治験が始まるときには、被験者第1号は私の長男坊を推薦したい。その頃には私の方は認知症の夜間徘徊で服薬させられる側になっているかもしれないが。

第15回

「睡眠禁止ゾーン」って何？

今回のテーマは「**睡眠禁止ゾーン**」である。

馴染みのない表現だと思うが、睡眠禁止といっても眠ってはいけないということではなく、眠ろうとしてもなかなか眠りに入りにくい、といった意味合いである。ゾーンとは恋人の前とか会議室などといった場所のことではなく、生理的に眠りにくい特定の時間帯を指す。

一日の中でどの時間帯に一番目が冴えているか、頭がすっきりしているかと問われれば、その答えは人によってだいぶ違う。「朝に冷たい水で顔を洗ったあと」なんて答えた人が通勤電車の中でグースカ寝てしまうこともあれば、昼過ぎの会議で白河夜船を漕いでいた人がアフターファイブをエンジョイしていることもある。

かように眠気の強さは日々の生活の中で容易に変動する。

これは疲労度や睡眠不足度が日によって大きく異なるからで、加えてストレス、仕事、運動、食事、喫煙、カフェイン、アルコール摂取などによって眠気（眠りにくさ）は刻々と変動する。このような生活要因をできるだけ排除した特殊な方法で眠気を測定すると、一日を通じた眠気の強さにはある特徴的な変動パターンがあることが見えてくる。

眠気を測定する

それを可能にする測定方法の一つが、一日を20分のブロックに細かく分断して、各ブロック内での寝つきのよさを連続的に測定する方法で、「7／13分超短時間睡眠覚醒パラダイム（7/13 ultrashort sleep-wake paradigm）」と命名されている。

「7／13」とは20分の内訳で、７分間は暗所で脳波をモニターしながら睡眠を取らせ（眠れなくてもＯＫ）、13分は覚醒させる（眠くても寝かせない）。これを24時間、つまり72ブロックにわたって繰り返す。筆者らも以前この7／13分パラダイムを行ったことがあるが、実に大変な実験である。

この7／13分パラダイムを駆使して、脳波上入眠するまでの時間（寝つきやすさ）、深睡眠量（睡眠ニーズ）、レム睡眠量（夢）が一日のどの時間帯で増減するか精密に測定することで、眠気の日内変動パターンが見えてくる。

次ページの図20に示したのはイスラエルの研究者が7／13分パラダイムで測定した一日の眠気の変動である。このデータをじっくり読み解くと、人の睡眠調節（いや覚醒調節と呼ぶべきか）の巧妙なメカニズムが見えてくる。あえて一言で表現すれば、私たちが効率よく活動できるように、眠気は実にうまくコントロールされている。

日中に眠くならないのはなぜか

実験結果の解説の前に、日常生活で日中に眠気を抑え込むことの意味を考えてみよう。

日中には活動時間に比例して疲労が蓄積する。疲労を解消するのが睡眠の大きな役割の

図20「7/13分超短時間睡眠覚醒パラダイム」で測定した眠気のリズム

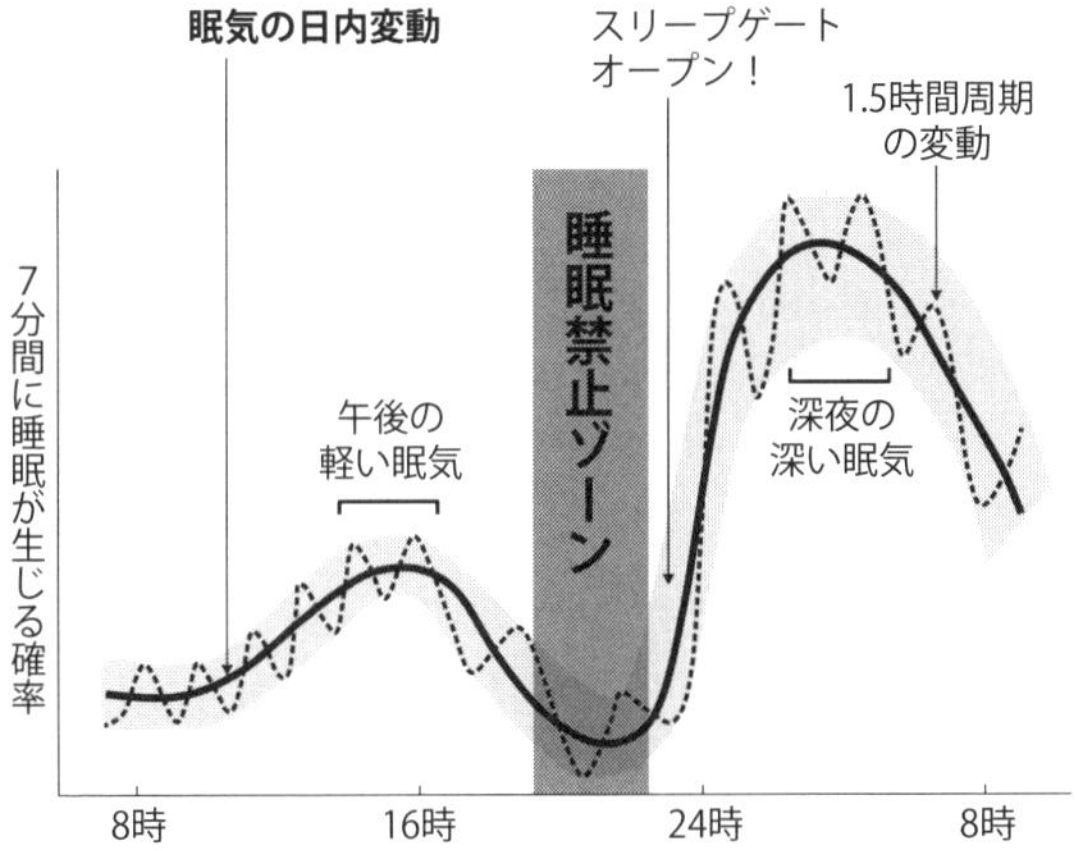

各ブロック内に設けられた7分間の睡眠タイムで眠りに落ちる頻度（確率）から眠気の強さを見える化した（実線）。今回は説明を割愛したが、眠気の強さには24時間周期の日内変動だけではなく、1.5時間周期（点線）や12時間周期のリズムがあると推測されている。薄いアミのゾーンはそれらの眠気のリズムも加味した眠気の変動幅である。20〜22時前後の睡眠禁止ゾーンを過ぎると急速に眠気が強まり、これを「スリープゲートが開く」と表現することもある。（注：横軸の時刻は深夜0時頃に就寝する健康人を想定している。朝型、夜型の人では前後にずらして考えていただきたい）。Lavieらのデータから作成。

一つである。したがって朝起きてから昼、夕、夜と時間が経つにつれて眠気が強くなるはずだがそうはならない。

仕事にせよ学業にせよ、日中の就業時間を通して私たちはパフォーマンスをほぼ一定に維持することができる。それればかりか、必要があれば夕方以降も眠気に悩まされることなく残業や宿題をこなすことができる。これを可能にしているのが蓄積した疲労（眠気）に拮抗する**覚醒力**である。

7／13分パラダイムの結果（図20）を見てみよう。

確かに朝から夕方（16時頃）に向けて眠気は徐々に高まっていくが、そのときの眠気は普段の就床時刻（24時頃）での眠気に比べれば軽度にとどまっている。

その後も眠気が強まると思いきや、むしろアフターファイブには眠気が低下する逆行現象が見られる。特に就寝時刻の2〜4時間前（20〜22時頃）は一日の中でも脳波上最も眠りに入りにくい時間帯であり、別名「**睡眠禁止ゾーン**」とも呼ばれる。

もしも睡眠禁止ゾーンがなかったら

眠気に拮抗する覚醒力がなければ昼頃にはすでに疲労感や眠気に悩まされ、夕方には疲労困憊《こんぱい》状態となるサラリーマンが続出するだろう。アフターファイブともなればデート中に居眠りをしてビンタを張られる恋人が街にあふれ、居酒屋は閑古鳥が鳴き、今以上に人口減少と不景気に拍車がかかることになるはずだ。しかし、睡眠禁止ゾーンのおかげで街には昼間以上に元気なサラリーマンやＯＬ、学生諸君が闊歩している。

睡眠禁止ゾーン以降の展開は急激で、普段の就床時刻の１、２時間前になってから夜間睡眠に直結する強い眠気が一気に出現してくる。脳温は睡眠禁止ゾーン近辺でピークを迎えて覚醒度を支え、その後急降下して眠気の創出に一役買っている（脳温と眠気の関係は第16回「お風呂で快眠できるワケ」を参照）。ほかにも、この時期には血圧や心拍数の低下、催眠作用のあるメラトニンの分泌開始、覚醒作用のある副腎皮質ホルモンの減少など眠るための準備作業が連動して生じる。

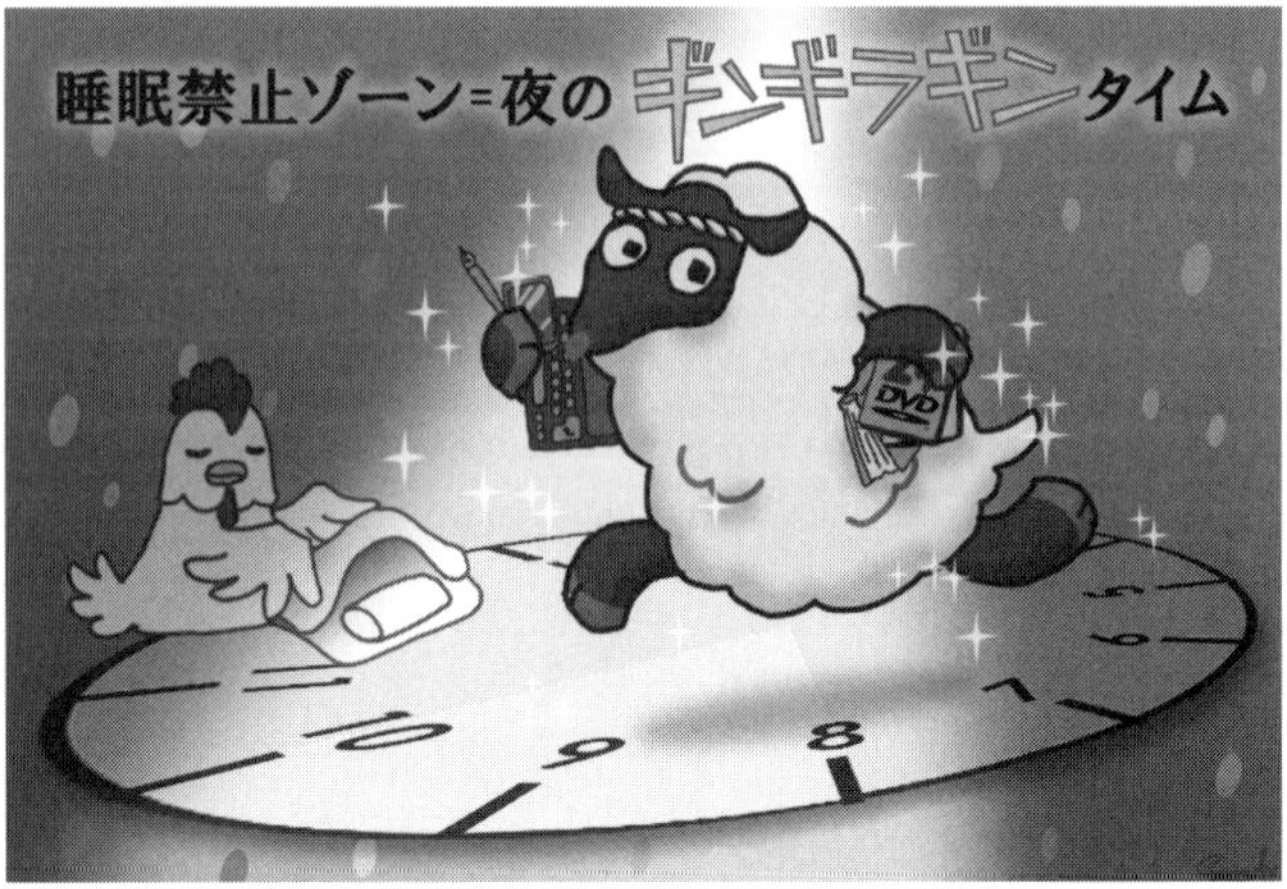
睡眠禁止ゾーン＝夜のギンギラギンタイム
DVD

睡眠禁止ゾーンを維持している「覚醒力」の源は生物時計（視床下部にある視交叉上核）である。それが証拠に、生物時計を壊した動物では睡眠リズムが不規則になるだけではなく一日の総睡眠時間が増加する。同様の現象は視交叉上核の変性が生じる認知症などでも認められる。生物時計が覚醒を促す神経メカニズムも徐々に明らかになってきているが詳細は割愛する。

実はこの睡眠禁止ゾーン、不眠症や認知症の患者さん、施設や病院に入院中の人々、発達障害の子供たちなど多くの人々で睡眠問題を悪化させるトラップになっている。睡眠禁止ゾーンの存在を念頭に置けば、不眠症状の泥沼から抜け出せることも少なくないのだ。

第3章

睡眠の悩みを解決する

最新研究の成果からさぐる睡眠の改善

第16回

お風呂で快眠できるワケ

快眠につながる生活習慣としては入浴が広く知られている。その効能とそのメカニズムについてご紹介したい。

お風呂好きといえば最近では漫画『テルマエ・ロマエ』のルシウスが話題になったが、個人的には、お風呂で快眠といえばパッと頭に浮かぶ人物がある。さいとう・たかをの名作漫画『サバイバル』の主人公サトルである。

大震災をなんとか生き延び、放浪の末にたどり着いたある廃屋の中に温泉が湧き出ているのを見つけて大喜び。久しぶりの風呂を堪能したサトルであったが、湯温が高くのぼせてしまいそのまま睡魔に襲われてバタンキュー。蒸し暑い夜であったが泥のように眠りこけたのであった。

眠りが脳を冷やす

サトルに限らず、熱い風呂に入って一汗かいた後にスーッと眠気が差してまどろんだという経験をお持ちの方も多いだろう。古くから夏場の快眠法としてよく知られていた。

実際に睡眠脳波を調べてみると、風呂に入って大いに汗を流した夜は寝つきにかかる時間が短く、深い睡眠も増えることが分かっている。考えてみれば不思議な話である。暑いときにさらに熱い思いをしてナゼ寝やすくなるのか？

睡眠中は筋肉が弛緩して産熱しないほか、末梢《まっしょう》血管が拡張して放熱するため体温が低下する。ここでの体温とは体深部にある脳や内臓の温度である（放熱のため皮膚《ひふ》温は逆に上昇する）。特に睡眠中に脳の温度が低下することは、神経細胞の保護という観点から重要である。

これはパソコンに例えると分かりやすい。パソコンを目一杯使うととても熱くなり冷却

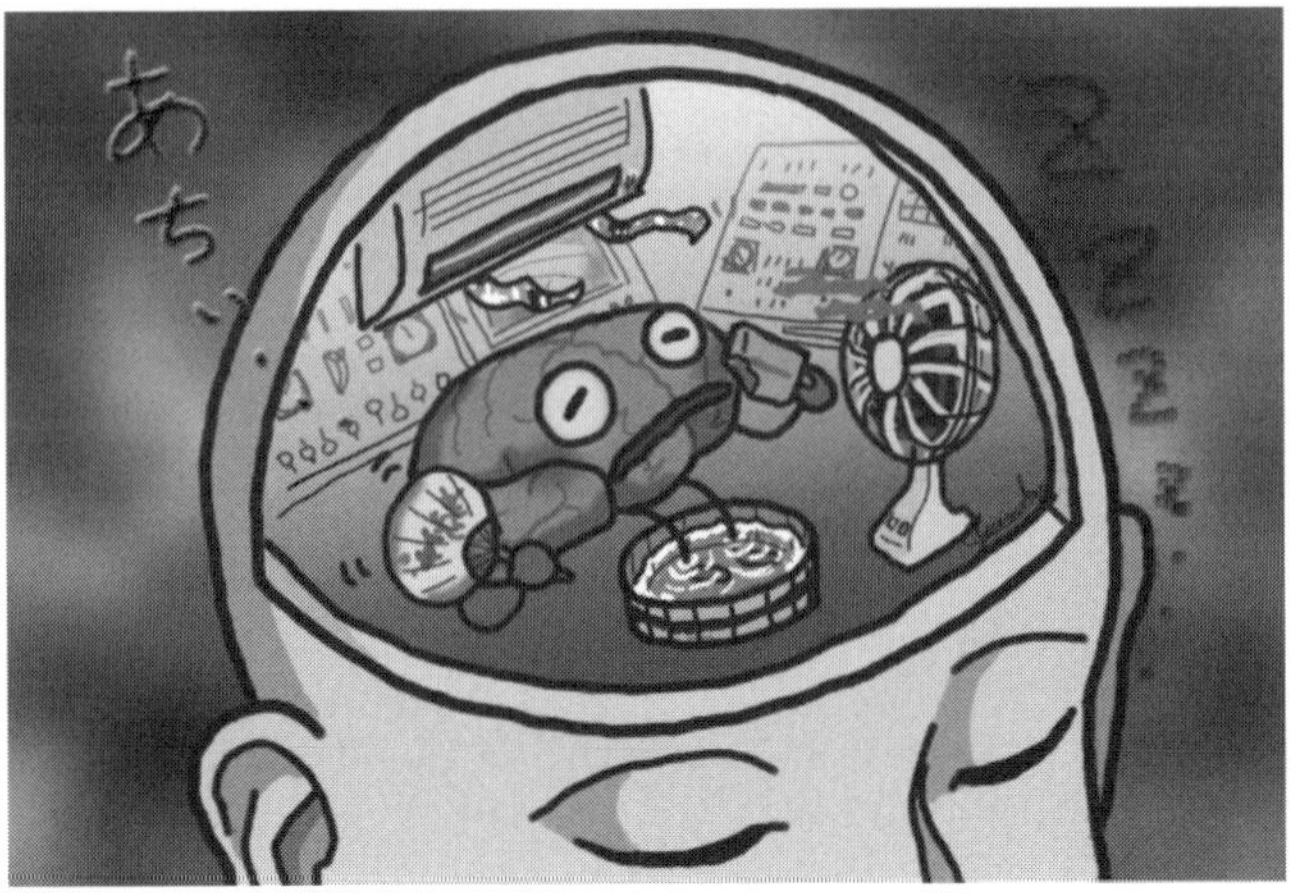

眠りは脳の冷却ファン。

用ファンがうなりを上げることがある。ヒトに置き換えると、ＣＰＵが脳、睡眠が冷却ファンの役割を担うのだ。日中に加熱した脳の冷却のため睡眠が動員されるという図式である。

快眠をもたらす入浴

50歳を超えて最近眠りが浅くなってきたと感じている文筆業のヒロトさんを例に、入浴による快眠メカニズムについてもう少し詳しくご説明しよう。

残暑厳しい9月上旬のある日、夕方以降も蒸し暑くどうやら熱帯夜になりそうだ。夏場は簡単にシャワーだけですませることも多いヒロトさんだが、最近取材先で聞いた入浴快眠法を試してみようと久しぶりに風呂を沸かしてみた。

脳温は37℃を中心に一日に1℃ほど変動する（図21）。ざっくり言うと、最低になるのは起床1～2時間前の早朝（覚醒前）である。その後上昇に転じ、最高になるのが夕方過ぎから就寝3～4時間前にかけての時間帯。一日の疲れがあっても脳がホットな状態なので、眠くならずにアフターファイブを楽しめる。普段午前0時頃に眠るヒロトさんの場合は21時過ぎにあたる。その後、眠るまでのわずか2時間ほどの間に脳温は滑り落ちるように下降する。

このような脳温のアップダウンは運動や食事など外的要因によるのではなく、体内時計の指令で作り出されている。図21の右半分は24時間以上横臥したまま眠りも取らせず、食事も分散して脳温を測定した結果である。それでも脳温は明瞭なリズムを刻み、普段の睡眠時間に先駆けて正確に下降を始めていることがお分かりだと思う。

実は就寝前1～2時間の脳温の滑り台が急であるほど、寝つきがよく、深い睡眠が増えることが明らかにされている。

図21 睡眠と脳温リズムの時間的関係

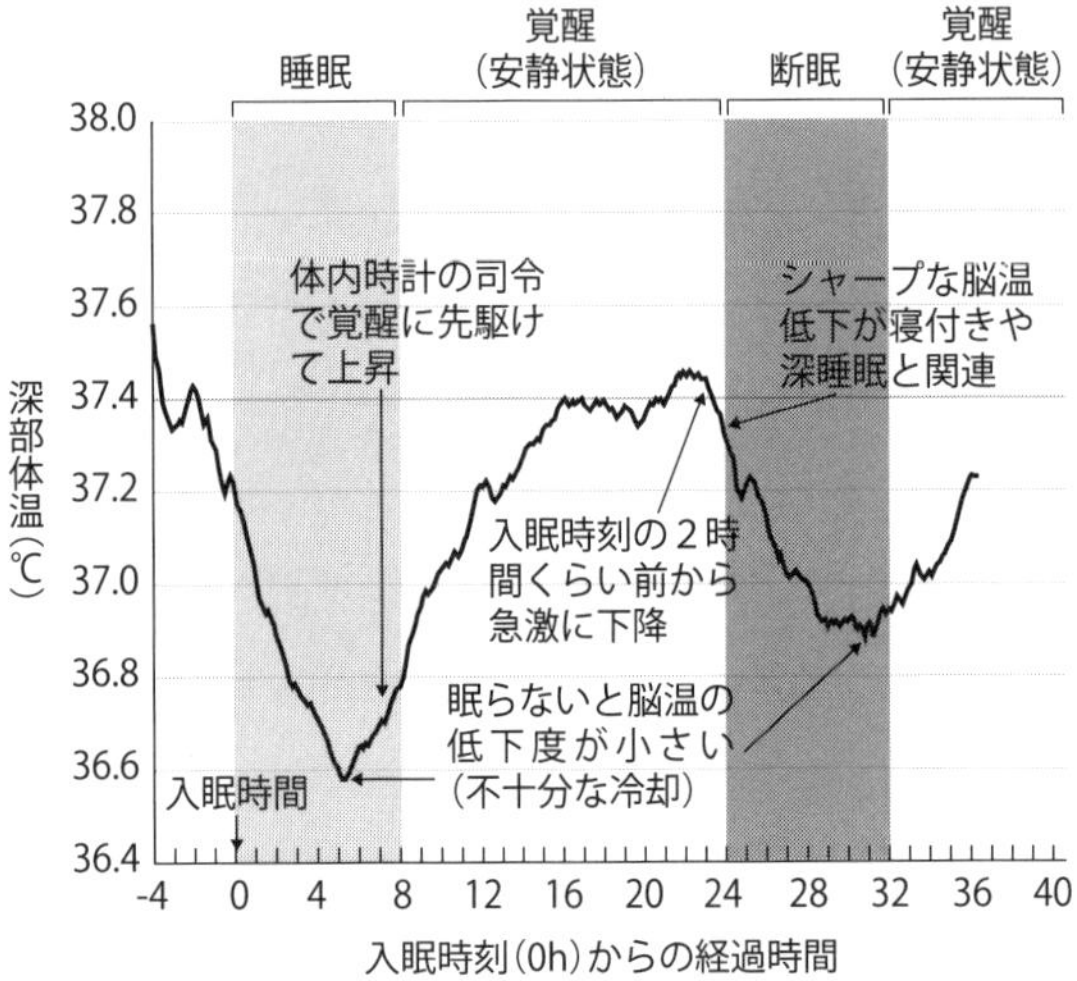

カギはジェットコースター並みの急降下

入浴の効能には清潔、美肌、肩こり改善、リラクゼーションなどさまざまあるが、脳温を効率よく上げる加温効果が睡眠にとっては最も重要な作用である。快眠効果のある入浴時刻は限られており就寝前１・５〜３時間が〝ゴールデンタイム〟である。逆に朝や昼間の入浴では快眠効果は認められない。それはナゼか？

次の図22を見ていただけば一目瞭然なのだが、就寝直前の入浴の方が急な滑り台を作ることができるからだ。昼間に入浴した場合には夕方過ぎには普段の脳温レベルに復してしまう。これでは快眠効果は期待できないことが分かっている。

私たちがある老健施設に入所中の高齢者にご協力いただき、就寝２時間前に40℃、15分の半身浴が眠りと脳温に与える影響を調べる研究を行ったことがある（図22）。入浴後30分以内に脳温は０・８℃ほど上昇し、消灯までに１℃ほど低下した。

大したことないって？　いえいえ、脳にとってこれは富士急ハイランドの「高飛車」並

図22 入浴による脳温上昇が快眠のトリガー

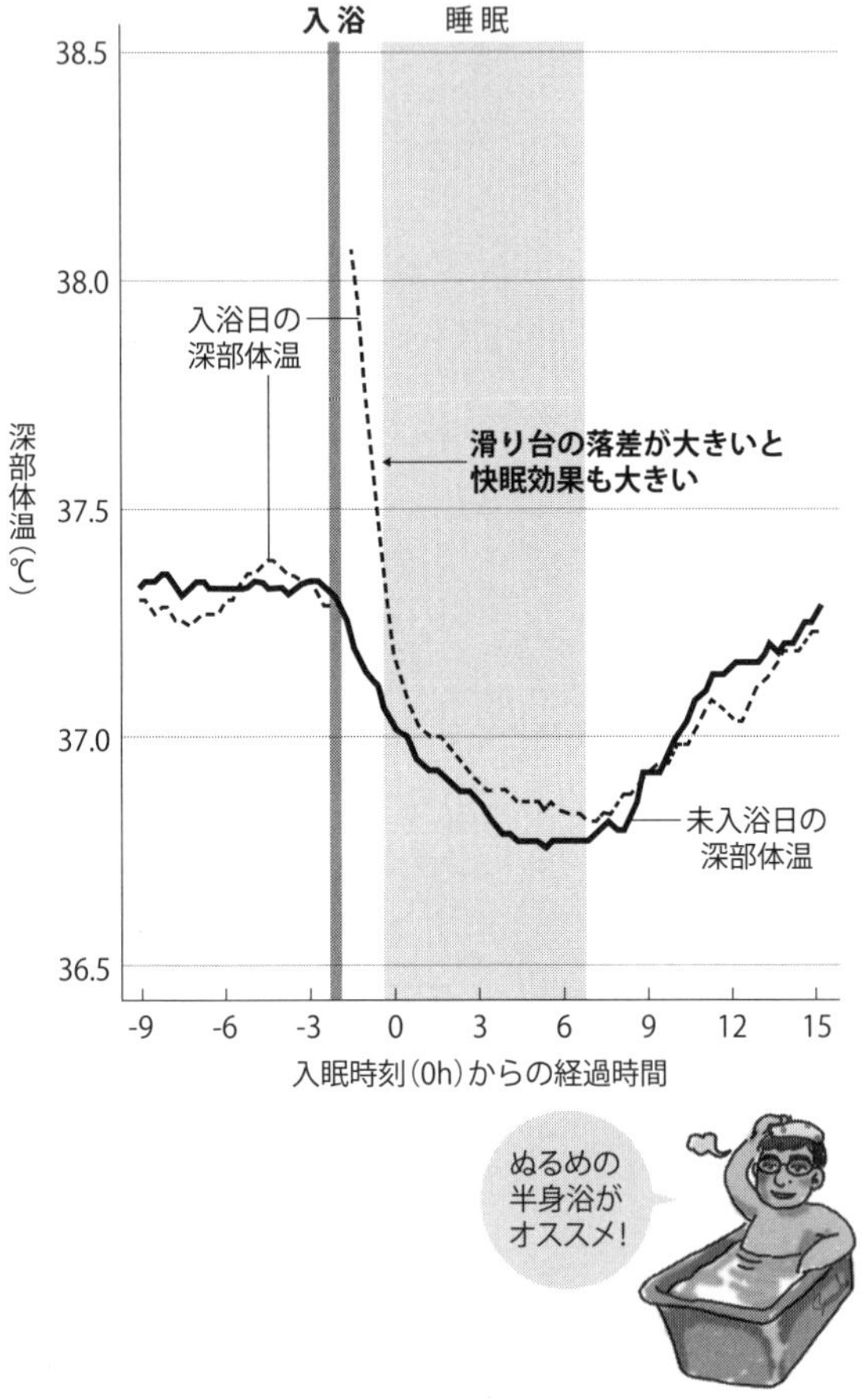

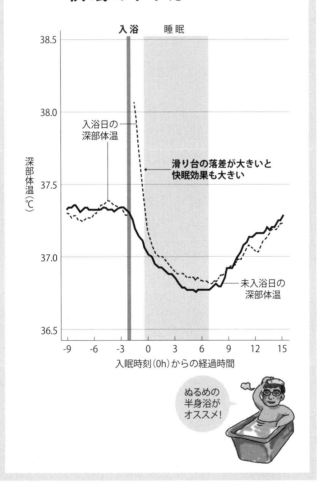

みの急降下である。なにせ一日かけて下る山道を30分で滑り落ちたのである。実際、その落差が大きいほど寝つきが改善することも明らかになった。

ちなみに41～42℃、30分以上の入浴で脳温を２℃近く上げるような研究も行われているが、心臓への負担を考えるとお勧めできない。

このような説明をすると「理屈は分かるがなんだか解せぬ」と感じられる方々も多いようだ。睡眠は脳温を下げる手段ではないのか、わざわざ入浴で加熱するなど鞭打って脳は休まるのか、と。

ここで逆転の発想が必要である。主役は冷えた脳ではない、冷却ファンの睡眠なのだ。脳がクールダウンしてしまっては睡眠の出番はない。脳がホットになるほど、いや炎上すればするほど睡眠の出番が増えるのである。鎮火よりも消火作業が花形なのであるから、まさにマッチポンプである。こうなるとタイトルは「眠りは脳の町火消し」の方がしっくりくるが、目を閉じるのに「め組」ではちと合わないのでやめておこう。

関心のある方のためにもう少しだけ神経メカニズムについて解説すると、脳の視床下部前部にある睡眠中枢の近傍に温・冷感受性ニューロンがあり、その時刻にとって適切な脳温が維持されているかモニターしている。入浴など人為的操作で脳温が不自然に高まると温感受性ニューロンは睡眠中枢を活性化させるのと同時に、手足の末梢血管を拡張させる。皮膚表面近くに集まった血液は汗が蒸発する気化熱で効率よく冷やされ再び体の深部へと戻されるのだ。

入浴は脳の冷却のため、睡眠と放熱スイッチを同時に入れる実にスマートな仕掛けなのである。

運動やカプサイシンなども入浴同様の効果

ちなみに、睡眠薬の中には脳温の低下作用を有するものが少なくない。そのような睡眠薬を服用すると脳の冷却が薬理学的に達成されてしまうため深い睡眠がむしろ減ってしまうことがある。この現象を睡眠薬による不自然な眠りと表現する研究者もいるが私はそうは思わない。主役が交代しただけの話である。

実際、深い睡眠が減っても睡眠感は改善する。逆に手足からの放熱を阻害するために深い睡眠が増加する薬物もある。その薬物を使用すると高齢者でも若者並みの深い睡眠が得られるようになったが、起床時に睡眠感を聞いてみると「あまりよくない」と答えたそうなので、実に快眠とは難しいものである。

体温の上昇作用を有する運動やカプサイシンなども入浴と同様の効果があるとされる。特に運動については数多くの研究があり、入浴同様に夕方過ぎの運動に快眠効果がある。

残念ながら軽運動の効果は限られており、寝つきは若干よくするようだが深い睡眠の増加は期待できない。運動当夜の快眠を狙うのであれば十分な体温上昇をもたらす高強度の運動が必要である。ただし激しい運動は交感神経を刺激しすぎてむしろ眠りを妨げることもあるので注意が必要である。クールダウンに要する時間（汗が引いて涼むまでの時間）にも個人差がある。自分に合った入浴や運動の時刻を見つけていただきたい。

中高年の方には、心血管に負担とならない程度の有酸素運動を地道に続けて筋肉量を増やし、基礎代謝を高めることをお勧めしたい。ただしこのような運動習慣によって快眠効果を得るには３〜６カ月以上かかるのが一般的である。道は遠いが一旦達成すると安定した睡眠が得られるので、地道にチャレンジする価値がある。

第17回
快眠グッズってホントに効くの？

「風水、竹炭、波動、ＣＤ」と聞いても何のことか分かる人は少ないだろう。「手袋、ストッキング、ソックス、パジャマ」とくれば、本書を手に取っておられるような方であればピンとくるはず。後は「耳栓、アロマ、マットレス、布団、アイマスク、サプリ、枕」とメジャー級が登場する。

これらはある通販サイトで快眠グッズを検索した時にヒットする品々を逆順で並べたものである。ほかにも快眠効果を謳《うた》う商品は枚挙にいとまがない。

各商品の味付けも実に凝っている。例えば快眠グッズ界の東の横綱「枕」。抱き枕を筆頭に、低反発、形状記憶型、香り付き、冷却ジェル入り、ダメになる、など形容詞はさまざまだ。さらにサブタイプがあって、抱き枕には横向き用、仰向け用、腰痛持ち用、妊婦用、独身用（？）などきめ細かなニーズに対応している。

中には膝枕という商品もあって、画像を見ると膝を折ったミニスカートの女性の脚らしき形状の物体に心地よさそうに頭を乗っけている中年男性が……。「ナルホドッ！」と膝を打った次第である。あやうく「買い物かごへ」を押すところであったが何かがダメになりそうなので思いとどまった。

快眠グッズの効果とは

快眠に絡む品々のヒット数からみて相当な売れ行きなのであろう。日経産業新聞の記事によると、寝具、照明、アロマなどの快眠グッズの国内市場規模は２０１２年度で１４００億円ほどらしい。上記の周辺商品も入れるとさらに金額は膨れあがるだろう。

私はこの領域については全くの素人だが、メディア取材で「効果がありますか？」とよく問い合わせを受ける。専門外なのでと断っても「個人的な意見でも、体験でも、印象でも何でもいいので」と粘る方もいて、気の弱い私はついつい真面目に答えてしまうのである。

まず「何の効果について聞きたいのですか？」と問うと「何の効果がありますか？」と問い返されることがあり、「分かりません」ということで取材は即時終了になる。「不眠症などの睡眠障害にも効果がありますか？」と聞かれたらやはり即答で「効果が確認された快眠グッズはありません」とお答えする。

「寝心地がよくなりますか？」という質問であればかなり気軽に「そうなんじゃないですか」と答えることにしている。ヒンヤリして気持ちよいとか、よい香りに癒やされるとか、独り寝が寂しくないとか、何らかのリラクゼーション効果があることは間違いないだろう（と思う）。実際、私も三日月型の抱き枕を使っている。私は右半身を下にして寝ることが多いのだが、左手と左膝頭の収まりがよくてとても気に入っている。

ここら辺で引き下がってくれればいいのだが、「いや、睡眠の質がよくなるとか、睡眠が深くなるとか、もっと具体的な睡眠改善効果があるか聞きたいのですが」などと突っ込まれると軽く戦闘モードになって受話器を握る手にグッと力が入る。

仕事が忙しくて機嫌が悪いときは「睡眠の質ってなんじゃい」「睡眠の深さと快眠、熟眠感は必ずしも比例せんぞ」とか小一時間問い詰めたくなるのだが、そこは堪《こら》えて「大部分のグッズではそこまで調べてないと思いますよ」とオトナの対応をしてみせる。

数値化できない快眠効果

この種の質問は答えに窮することが多い。

なぜなら、そもそも快眠とは何か？　どのような睡眠を取れば熟眠感、回復感、爽快感が得られるのか？　という基本命題ですら睡眠学の未解決問題だからだ。睡眠時間がこのくらい長くなれば、あるいは睡眠がこのくらい深くなれば快眠が得られると分かっていれば答えようもあるが、そのような「快眠バロメータ」は現時点では明らかになっていないのである。

大部分の快眠グッズはボランティアに数日から数週間程度試用してもらい感想を聞いてみた、という宣伝法だ。

「一般の方○○名に試していただいたところ、△△%の方が現在お使いのものより熟眠できたとお答えになりました！」

「いやー、これを使い始めてから朝の目覚めがよくてねー、肩こりもなくなってスッキリだよ、ワハハ（個人の印象です）」

お古と新品を比較するのもフェアじゃないが、新しい「快眠」グッズと聞いただけで睡眠感がよくなったと感じるのが普通だ。

一種のプラセボ（偽薬）効果なのだが、睡眠についてはこれがバカにならない。もともと日本人は「新商品」に弱いのだが、睡眠の質が悪くグッズに期待を寄せている人の場合はなおさらプラセボ効果が出やすい。薬効のはっきりしている睡眠薬でさえ、プラセボ効果に勝つのが大変なこともある。

銀座のショップで売れなかった5000円のスカーフが、値札を3万円に替えたとたんに売れたという都市伝説を聞くことがあるが、快眠グッズについても同じことがいえる。「この値段なら素材もいいだろう、開発にお金がかかったのだろう、効きそうだ！」と信じてもらうことがとても大事なのである。

快眠グッズにプラセボ効果を超える快眠効果があるのか私は知らない。少なくとも新薬開発のように厳密な方法で睡眠に与える影響を確認したグッズに出合ったことはない。ボランティアを対象に使用前後で脳波測定をするなど効果検証の努力をしている企業もあり好感が持てるが、残念ながら方法論的には突っ込みどころが満載である。

快眠グッズの挙げ足を取るのが今回の趣旨ではない。新薬開発と同じ努力を求めるつもりもないし、必要もない。

書きたかったことは、快眠グッズの効果は**プラセボ効果プラスアルファ**であり、おそらくアルファはかなり小さいこと。でも、合計の快眠効果が大きければユーザーは十分に満足できるし、メーカーはそのためのいろいろな努力をしているということ。信じる者は救われるのである。

逆にいったん効果に疑いを持たれたら市場から退場するしかない。睡眠薬（実薬）ですら「これはプラセボだよ」と言って渡されると「やっぱり効きませんでした」と回答する患者が少なくない。いわんや……である。

効果抜群と謳ってくれる芸能人、スポーツ選手、ドクターを引っ張りだすメーカーの気持ちもよく分かる。効果に色が付いているわけではないし、強化されるのがプラセボ効果だろうが結果よければ全てよし。要するに効果の合計が大きくなればそれでよいのである。有名人に払うお金がない場合には、誰か分からないが化粧のノリがよさそうな美女や、膝枕でにんまりする疲れた中年の登場となる。

プラセボ効果もよい効果

一般向けの講演を頼まれることも多いのだが、今回のようなお話は聴衆の受けがあまりよろしくない。考えてみれば当然である。睡眠の講演会を聞きにこられる方の多くは眠りに関する悩みを持っており、快眠グッズの1つや2つは購入したことがあったり使用中であったりするわけだから。

最近では方針変換して「プラセボ効果込みで効果があればいいんじゃないですか」とまとめてみたりもする。しかしそれはそれで「研究者がなんたる言いぐさか」「このような講演を聞いてからではもう遅い！」とこれまたお叱りを受けることがある。

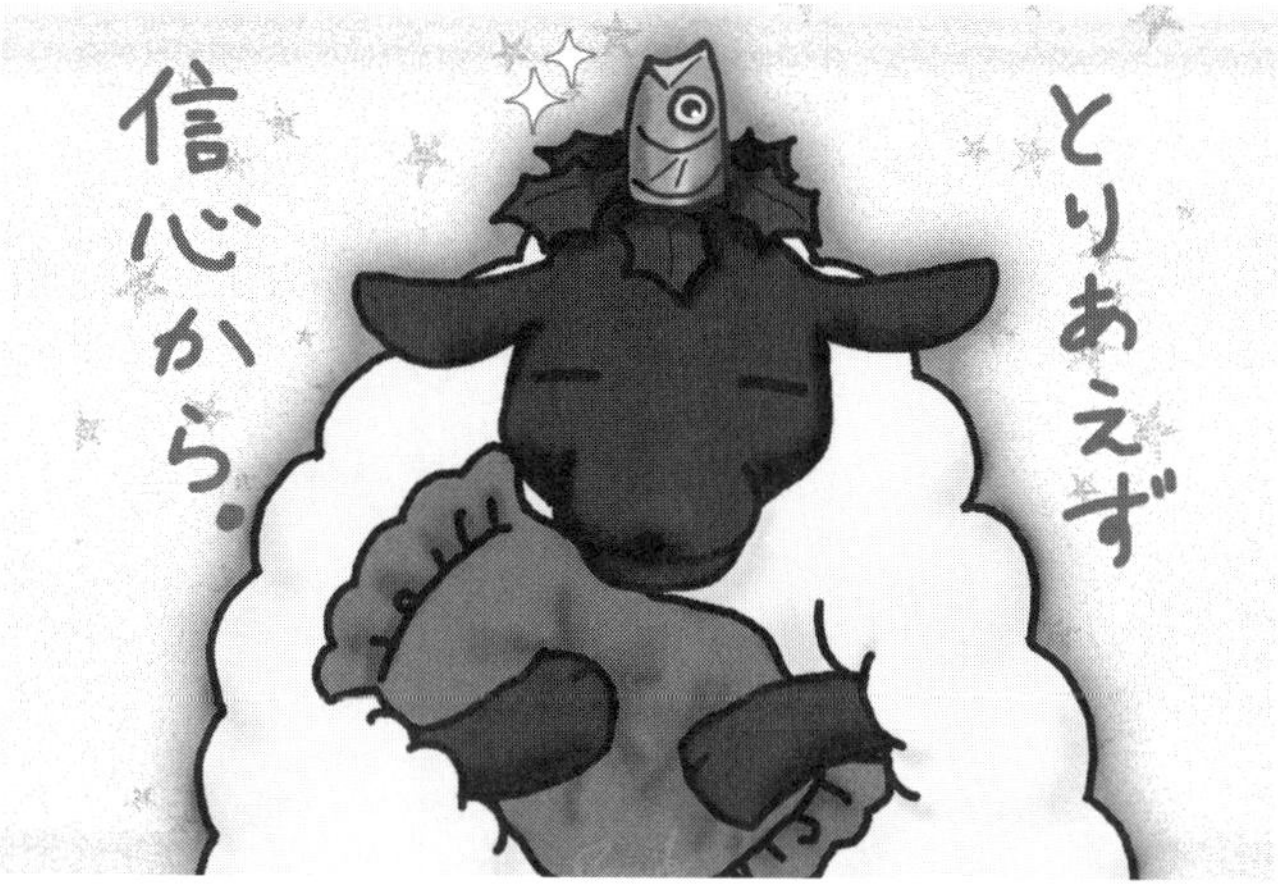

といったわけで、最近は講演会でも快眠グッズには一切触れないことにしているのである。
それにしても恐るべし、プラセボ効果。睡眠だけではない、抑うつや不安など精神症状に対してはプラセボ効果が非常に大きく、睡眠薬や抗うつ薬の新薬治験で実薬が苦戦を強いられることも稀《まれ》ではない。
一方で、睡眠や精神現象にはそれだけ心理的要因が関わっている証《あかし》でもあり、大きなレジリアンス（回復力）を持っているのだ。快眠グッズはその心強い援軍と見るべきだろう。
睡眠に与えるプラセボ効果については、引き続き掘り下げてみたい。

第18回

睡眠薬の効果は4階建て

偽薬、侮り難し

「マイナス33分 vs. マイナス11分」

これは何の数値でしょう。ライバル同士のマラソン選手がそれぞれ1年間に更新したタイム、ではない。

答えは過去のいくつかの新薬治験の成績から割り出された、睡眠薬の平均的な入眠促進効果である。実薬（本物の薬）だと寝つきにかかる時間が33分短縮するが、偽薬《ぎやく》（ニセ薬）でも11分短縮する……。その差は22分。

読者の皆さんはどのような感想を持たれただろうか。

偽薬、侮り難し

新薬の開発や臨床試験に関わる人間の共通した感想、というか悩みは「偽薬、侮《あなど》り難し」である。病気の種類や重症度、患者の性別や年齢によっては偽薬との差がさらに縮まることもある。

偽薬でも実薬だと信じて服用すると一定の治療効果が出る現象を**プラセボ効果**と呼ぶ。プラセボとは偽薬のことで、ラテン語に由来する。

プラセボ効果はがん、糖尿病、高脂血症など実に多くの疾患の治療で認められる。例えば、高血圧症やアトピーでも偽薬服用後に血圧の低下（降圧効果）や痒みの改善（抗アレルギー効果）が一定の割合で認められる。

特に不眠、うつ、痛みなど主観症状が主体の疾患ではプラセボ効果が大きい。新薬開発では実薬の治療効果が偽薬のそれを上回ることが求められるが、この勝負、とても大変なのである。

というのも降圧剤や糖尿病治療薬の偽薬が小結《こむすび》クラスだとすれば、睡眠薬の偽薬は大関《おおぜき》クラスの実力があるから。大関を下すには横綱級の新人を見つけなくてはならないが、人材不足は大相撲《おおずもう》と同じである。

ここに有望な新薬候補があったとする。その新薬の効果を確かめるには手間のかかる臨床試験（治験）が必要となる。

よく使われる試験方法は「プラセボ対照・無作為化・二重盲検・群間比較試験」である。舌を噛みそうな長い名前だが今日の治験では標準的な試験方法の一つである。

この試験では、新薬成分が入った実薬だけではなく、実薬と見分けが付かない偽薬も用意する（プラセボ対照）。治験に参加してくれる患者をランダムに（無作為に）2グループに分け、片方には実薬を、残る片方には偽薬を服用してもらう。どちらを服用しているか患者にも主治医にも分からないようにして（二重盲検）、一定期間服用した後に症状の改善度を比較する（群間比較）。実薬服用群の方が偽薬服用群より症状が改善していれば試験は成功である。

プラセボ効果はどこからどこまで

なぜこのような面倒な方法を用いるかというと、偽薬であっても「服薬している」「実薬かもしれない」「治療を受けている」という意識、服薬する行為そのものがこれから説明するようなさまざまな心理面、行動面の変化を引き起こし、病気の経過に大きく影響するからである。

「プラセボ対照・無作為化・二重盲検・群間比較試験」は偽薬の影響を取り除くために巧妙にデザインされた試験方法で、世界中の新薬治験の多くがこの方法を用いている。

そもそも病気の経過中には何も治療しなくても、改善したり（自然治癒）、逆に悪化するなど症状がかなり変動する。不眠症も症状が変動しやすい病気の一つである。効果の弱い治験薬でも服用するタイミングによっては大きな効果があるように見えてしまうことがある（図23の１階部分）。

次に、治験に参加するという行為自体が病気に影響することがある。例えば睡眠薬の治

図23 治療の効果は4段重ね

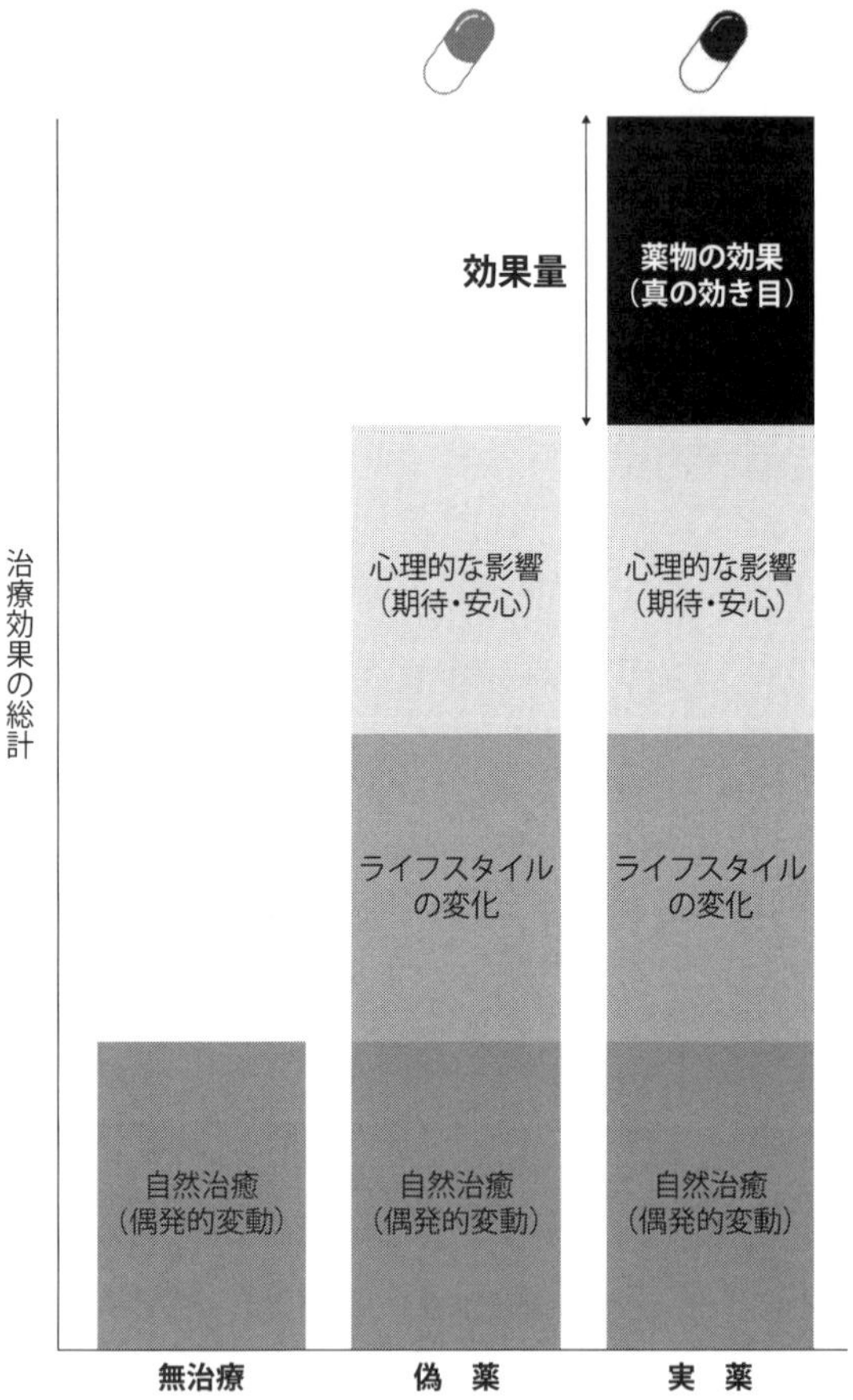

験では服薬時刻を一定に保つように指示されるため、おのずと就床、起床時刻が一定に整うようになり、このような規則正しい睡眠習慣そのものに不眠症の治療効果がある。そのほか、喫煙や飲酒を控える、日光浴や運動を増やすなど知らず知らずのうちに快眠につながるようなライフスタイルの変化が生じることがある（図23の２階部分）。

治験薬を服用することの心理的な影響もある（図23の３階部分）。実薬かもしれないという期待感だけで不眠症状が軽快することが少なくない。

また、治験薬を服用する緊張感は副作用の出方にも影響する。偽薬にもかかわらずさまざまな副作用が出現することがある。これをノセボ効果と呼ぶ。

心理的影響は症状をチェックする医師の側にも生じる。不眠症状や副作用の有無を患者から聴き取る際に、主治医が割り付けられた薬剤を知っていると判断にバイアスがかかるのだ。

実薬の「真の効き目（薬理学的効果）」は最後の４階部分に相当し、これを**効果量**と呼ぶ。実薬と偽薬の差を見ることで初めて効果量の大きさを知ることができる。効果量の大きい薬剤は治験を容易にクリアし、発売後も人気のある治療薬となることが多い。

偽薬を服用したときに見られる3階部分までをプラセボ効果と呼ぶことが多いが、無治療でも見られる1階部分を除いた2階、3階部分だけを（真の）プラセボ効果と呼ぶこともある。

プラセボ効果だけをつまみ食いはできない

一つの睡眠薬が患者の手に届くまでには、このような厳しい戦いを勝ち抜く必要がある。効果量が比較的小さい新薬の場合、偽薬との差を明らかにするために治験に参加してくれる患者数を増やすなどかなり苦労する。

また効果量が大きいだけではダメで、副作用が許容できる程度に収まる必要もある。メリット（エフェクト）がデメリット（リスク）を十分に上回っている必要があるのだ。

「効果量が小さい薬物を服用する意味はあるのか？」

という質問を受けることがある。悩ましい問題である。たとえ効果量は小さくても4階まで合わせれば十分な治療効果を発揮することが大部分だ。皮肉な言い方になるが、服用

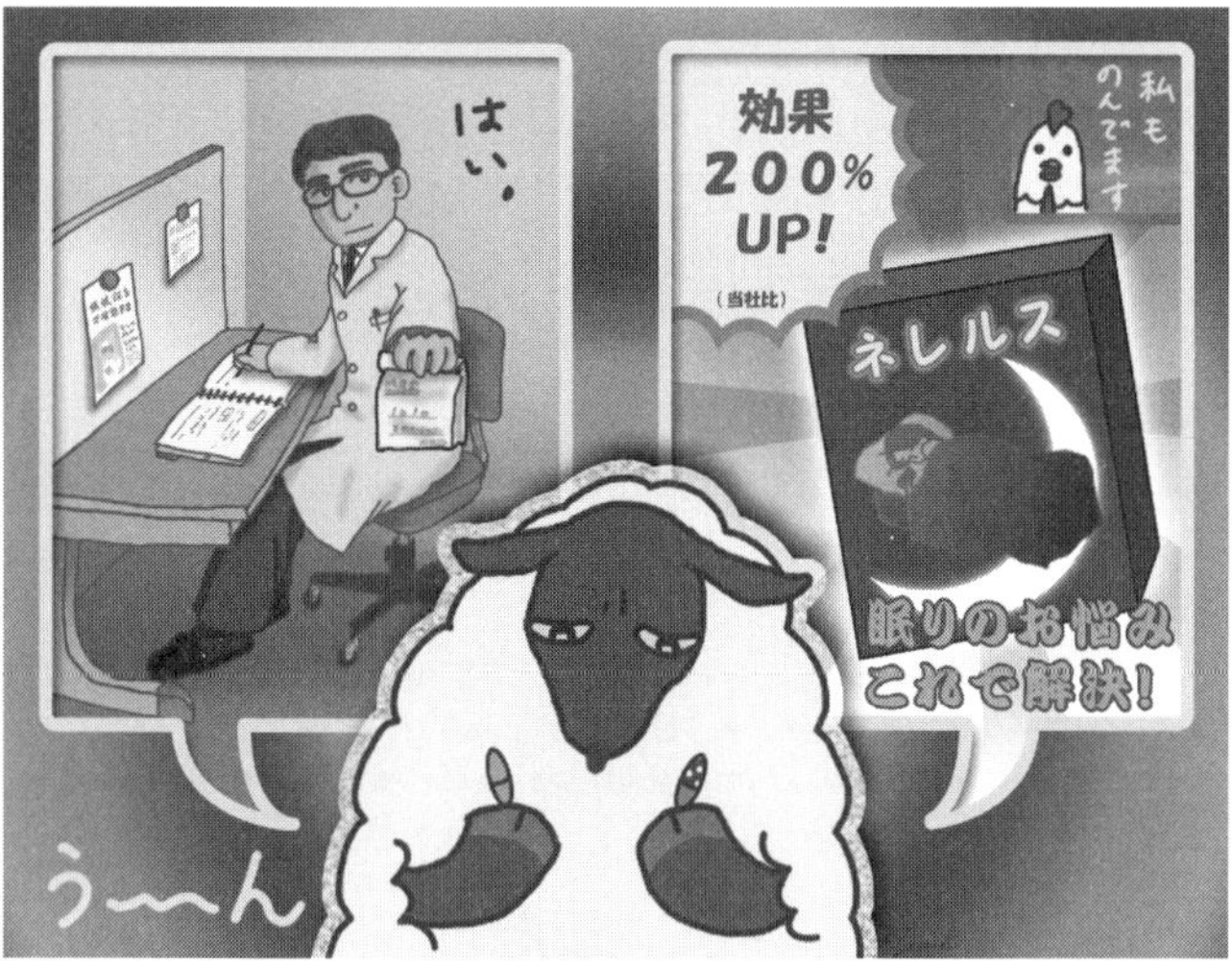
はい。
効果200%UP!
(当社比)
私ものんでます
ネレルス
眠りのお悩みこれで解決!
うーん

しなければプラセボ効果も得られない。

「全部足して治ればよい」

少し乱暴なようだが、先の質問にはそのようにお答えすることにしている。

「偽薬効果が大きい病気であれば偽薬を服用したい、副作用も少ないだろうし」

そのように考える方もおられるだろう。

しかし残念ながら偽薬と分かって服用すればプラセボ効果は得られないというジレンマがある。患者に分からないように主治医が偽薬を処方できれば別だが、倫理面の問題もあり、医療現場では通常行われていない。

プラセボ効果はイリュージョンではない。

新薬への期待やライフスタイルの改善を通じ

て患者の自然治癒力が引き出されているのだ。普段の診療でもプラセボ効果は存在する。薬の作用や副作用を丁寧に説明して患者の信頼を勝ち取れば、薬の効果は倍増する。

無愛想で患者に優しくない医者が処方した睡眠薬と、患者の信頼の厚い医者が処方した偽薬が対決すれば、かなりよい勝負になるかもしれない。臨床試験を行えば話題になることは間違いないが、患者も医者も試験に参加したがらないだろう。

睡眠薬を処方しても寝つきが22分しか縮まらない……そのようなことにならないよう丁寧な診療を心がけたいものである。

第19回 不眠症の本質は睡眠時間の誤認である

シャンパングラスを持つ手が疲れてきた。テーブルの上にいったん戻すか、我慢するか。それにしても長い。いつまで話し続けるつもりなんだ、この部長は。

「……にとって大事な３つの袋がありー……」

おいおい、もう10分近くも話してるぞ！　乾杯の挨拶は1分までとマナー本にも書いてあるだろうが（怒）

「えー、それではご唱和ください。乾杯！」

一席ぶって満足げな部長にとってはあっという間であろうが、聞かされる側はその倍、3倍の長い時間に感じる。ひな壇から招待客のイライラが見てとれる新郎新婦は1時間くらい圧迫面接を受けたような気分に。

同じ空間と時間を共有しているのに、おのおのが感じる時間に大きな違いが生じるのは実に興味深い現象である。

時計がなくても経過時間が分かるのはなぜか

時計がなくても、頭の中である事象の長さをカウントすることができるのは、私たちが生来持っている**時間認知機能**のおかげである。測定インターバルもミリセカンドから数時間のオーダーまで幅広い。ボクサーやアナウンサーなどの例を見ても分かるようにトレーニングで時間認知機能は向上する。カップラーメンが好きな人であればいちいちタイマーを使わなくとも絶妙なゆで加減で箸《はし》を手にすることができるようになる。

逆に時間認知に歪《ゆが》みが生じる疾患もある。その一つが本書でおなじみの不眠症である。

不眠症の患者さんにとって最大の関心事は睡眠時間であるが、肝心のタイマーにある種の狂いが生じていることが知られている。

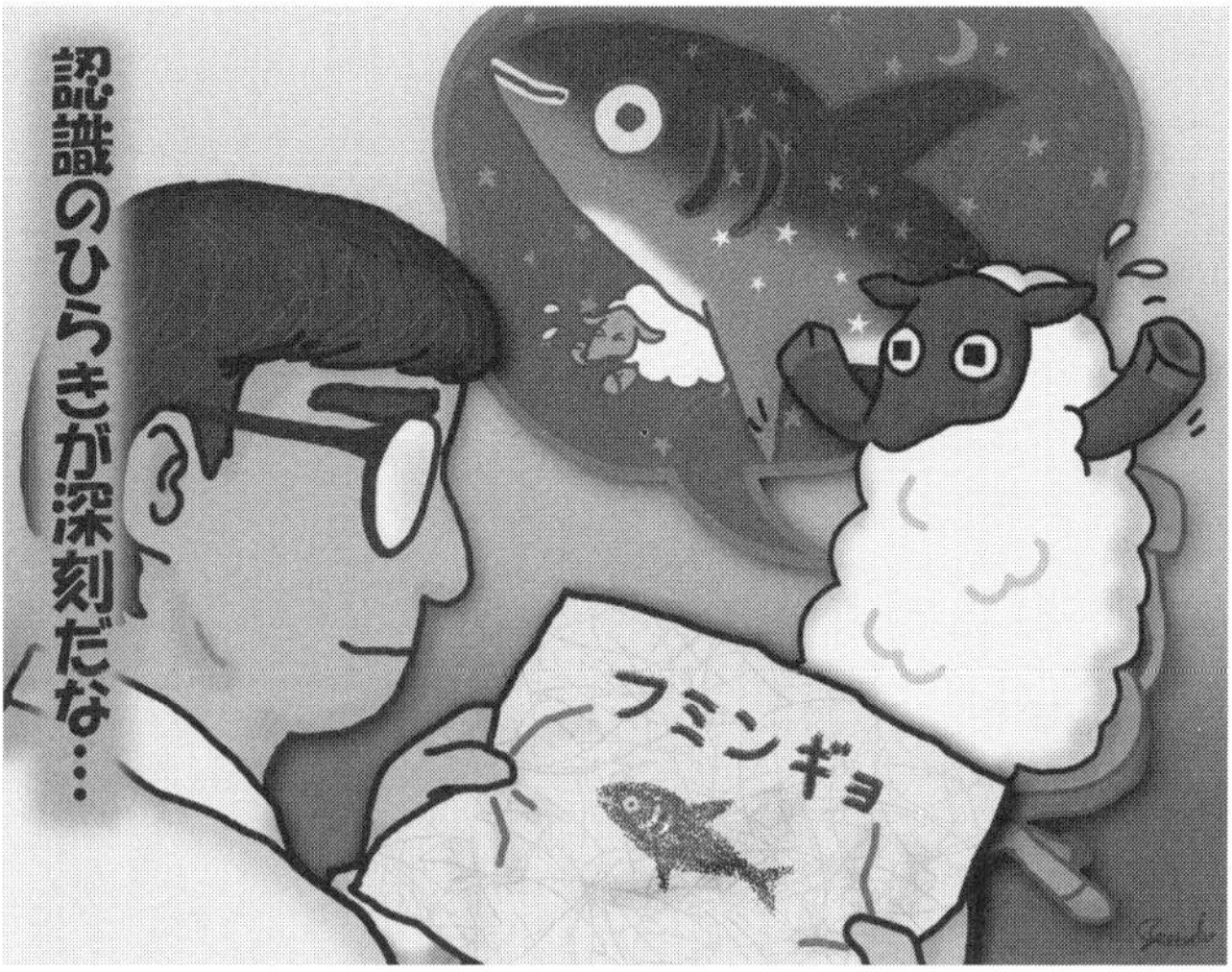

人は自分の睡眠時間がきちんと分かるのか

「何時間、眠れていますか？」

寝床に横になっていた時間ではなく、眠りに落ちていた時間である。睡眠時間を尋ねられたら読者の方々は的確に答える自信をお持ちだろうか？

長年の不眠症に悩むKさんのケースで考えてみよう。さまざまな病院で何種類もの睡眠薬を処方されたが効果がなく、睡眠ポリグラフ検査（一晩中脳波を測って睡眠の長さや深さを客観的に測定する検査）を希望して来院した。

Kさんは普段、朝6時に起床する。これは現役時代から変わりがない。夜は随分と早くなった。昔はバラエティー番組やプロ野球ニュースを見るのが日課であったが最近はとんと興味がなくなってしまったという。不眠で疲労感が強いため、夕食を終える頃にはまぶたが重たくなり、22時前に睡眠薬を服用して消灯する。

ご本人曰《いわ》く「疲労感や眠気はあるのに眠れない。それから長い夜が始まるんです」

Kさんには自宅と同じ22〜6時まで睡眠検査室で寝てもらった。翌日に正味の眠れた時間を一緒に計算する。色々な計算方法があるが、消灯してベッドで横になっていた時間から、眠れずに目が覚めていた時間を引き算してもらうのが一般的だ。

まず寝つきにかかった時間を思い出してもらう。

「よく憶《おぼ》えていないがとにかく時間がかかって苦しかった。1時間ちょっと、いや1時間半はかかったような気がする」

Kさんにとって1日のうちで最も苦しい時間である。

次に途中の目覚め時間。自宅では一晩に2回ほど目を覚まし、トイレに行くという。今回の検査では3回であった。

「1回目と2回目はトイレも含めてそれぞれ15分、30分くらいでまた寝たかな。３回目はなかなか寝つけず1時間近く目を覚ましていた」

最後に朝の目覚め。

「4回目に目が覚めた後はすっかり頭が冴えちゃって、もう眠れなかった。家だったらリビングで一服するんだけど、検査中だからそれもできなくてつらかった。検査終了まで1時間以上は起きてたよね？」

不眠症患者は実際より睡眠時間を短く感じている

さてＫさんが感じている〝目覚めていた時間〟を計算してみる。

1回目の目覚め時間：約15分
2回目の目覚め時間：約30分
3回目の目覚め時間：約１時間

朝の目覚めから検査終了まで：約1時間

感じている目覚め時間の合計は4時間15分！　ベッドで横になっていたのは8時間なので、差し引きで正味の睡眠時間は3時間45分となる。

消灯時間の半分以下しか眠れていないのだから、夜がつらいのも納得である。検査で緊張したためか普段よりも眠りが浅かったというが家でも似たり寄ったりで「最後に5時間以上寝たのがいつだったか思い出せない」と嘆くことしきり。

では、Kさんの睡眠脳波検査の結果を見てみよう。

寝つきにかかった時間：47分
1回目の目覚め時間：15分
2回目の目覚め時間：18分
3回目の目覚め時間：32分
朝の目覚めから検査終了まで：41分

実際にKさんが目を覚ましていた時間は2時間33分、脳波で確認された睡眠時間は5時間27分、自分で感じていた睡眠時間よりも2時間近く長いという判定結果であった。

結果を説明されたKさん。しばらくしてボソリと「私はウソをついたわけではないですよ……」もちろんですKさん、誰も疑ったりしていません。

Kさんの不安、疑念、怒りを解くために普段の診療では以下のような説明をする。

1．慢性不眠症の患者さんの大部分（ほぼ100％）は脳波で測定した実際の睡眠時間よりも眠りを短く感じる。同様に、寝つきにかかる時間（消灯から入眠までにかかる時間）も長く感じる。

2．脳波上の睡眠時間と主観的な睡眠時間の乖離《かいり》が大きい場合は「**睡眠状態誤認**」という診断名が付けられる。睡眠状態誤認はれっきとした不眠症の一型である。

3．睡眠状態誤認は詐病や意図的な誇張ではなく、睡眠時間を正しく把握できない**時間認知機能の低下**が関連している。

図24 不眠症の本質は睡眠時間の誤認！

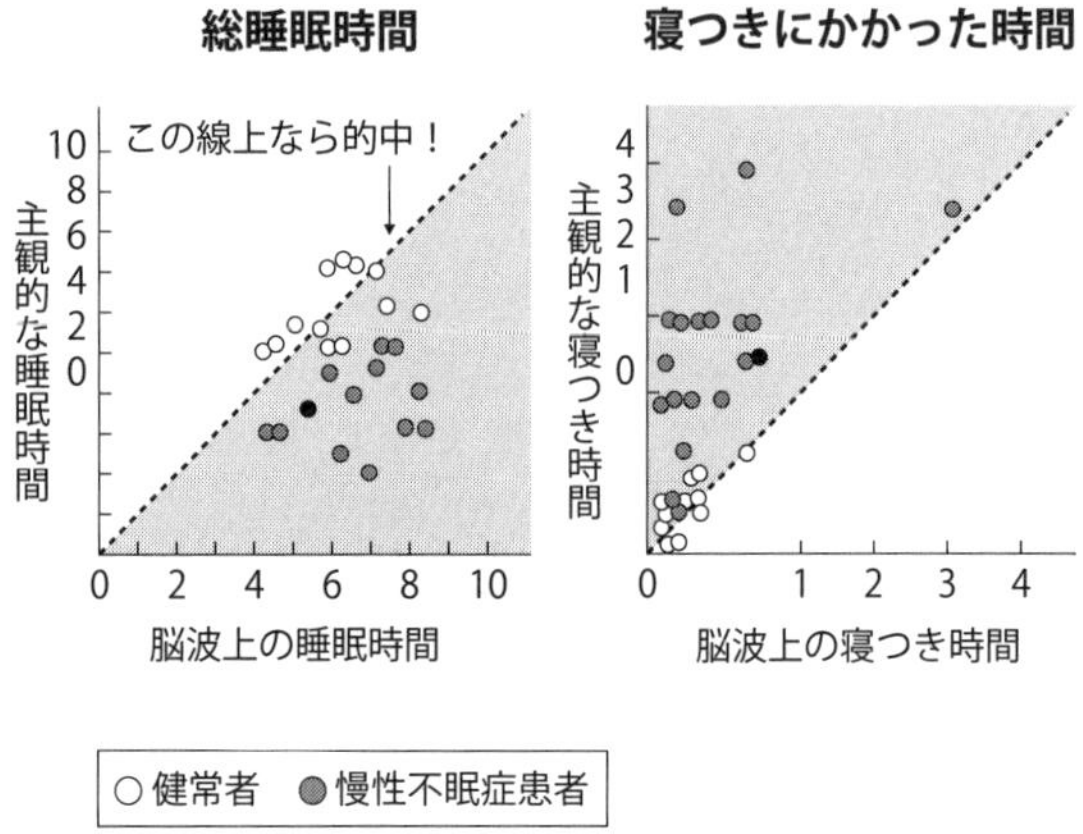

今から50年以上前に、不眠症の本質的な問題は睡眠状態誤認であることを世界に先駆けて喝破した日本人研究者がいた。このグラフはその金字塔的な業績から作成した（遠藤四郎、精神神経学雑誌、1962年）。不眠症患者が実際よりも睡眠時間を短く、寝つきを長く感じているのが一目瞭然である（スクリーン部分）。Kさんのデータは黒点で示した。この中では〝軽症〟の部類に入る。対照的に健常者の多くはｙ＝ｘのライン近辺に位置している。すなわち時間認知が正常に働き、脳波睡眠と主観的睡眠感がほぼ一致している。

睡眠状態誤認は何が問題なのか

高血圧や糖尿病の治療であれば診察室で血圧測定や血糖値を測れば重症度や治療効果がある程度判断できる。

その点、不眠症は実に厄介である。なにせ患者さん自身の〝体験談〟に頼らざるを得ない。その体験談の真偽が怪しいとしたら……。

「先生、前回出してもらった睡眠薬、ぜんぜん効きませんでした。なんとか助けてください」

この〝ぜんぜん〟とか〝助けて〟というキーワードに主治医は弱い。なんで効かないのだろうと首をひねりながらも根負けしてもう1錠追加……。気づいてみたら3錠も4錠も睡眠薬を処方して、その後の対処に窮した経験を持つ医者は少なくない。

しかし睡眠薬を多剤併用している患者さんの中には睡眠状態誤認が数多く含まれている。なにせ脳波上はすでに寝ているため睡眠薬の効果が乏しいのは当然で、睡眠薬の過量服用や長期服用に陥るケースが少なくない。しかし今の医学教育では睡眠障害を系統立って学ぶ機会が少なく、臨床現場ではほとんど認識されていないのが実情だ。

残念ながら睡眠状態誤認のメカニズムは未だ明らかになっていない。

慢性不眠症の人では前頭葉や基底核の神経活動が低下していることが最近の脳画像研究で明らかになっている。これらの脳領域は感情、記憶、運動調節に重要であることはよく知られているが、時間認知にも深く関わっていることが明らかにされている。睡眠状態誤認の発症にもなんらかの形で寄与している可能性がある。今後取り組むべき不眠症のナゾの1つである。

ここで1つの疑問が生じる。睡眠状態誤認は何が問題なのか？　睡眠状態誤認では自分で考えているよりも実際には寝ているのだから、軽症と言えるのではないか？　不眠症でよく指摘される生活習慣病やうつ病を悪化させるなどの心身への悪影響も少ないのではないか？

残念ながら答えはノーである。

脳波上の睡眠時間がある程度保たれていても、寝つきの悪さに苦しみ、睡眠時間を短く感じて熟眠感がないと、日中にも倦怠感やうつ気分、パフォーマンスの低下が生じるなど他の不眠症となんら変わるところはない。

睡眠薬が効きにくいという点ではむしろ重症と言えるだろう。

睡眠状態誤認の例からも分かるように、不眠症の重症度や治療効果と脳波上の睡眠パラメータにはしばしば乖離が生じる。そのため、不眠症の国際的な診断基準には「睡眠時間が○○時間以下」「目覚め回数が△△回以上」などの具体的な指標は一切取り入れられていない。

不眠症とは、かくも個人的な体験なのである。

第20回

もっと光を！ 冬の日照不足とうつの深～い関係

北国育ちの私にとって「冬にちょい寝坊する」のはごく自然なことである。早朝会議に遅刻しそうになることもあるが、冬の間は「雪かきに手間取っちゃって^_^;」で切り抜ける。夏になれば朝起きも楽になるし。

「冬にちょい育つ」のもごく自然なことである。「太った？」なんてデリカシーのない質問にめげそうになることもあるが、冬の間は「イヤイヤ、着ぶくれ」で押し通す。夏になれば少しへこむし。

図25 冬はちょい増しの季節

睡眠

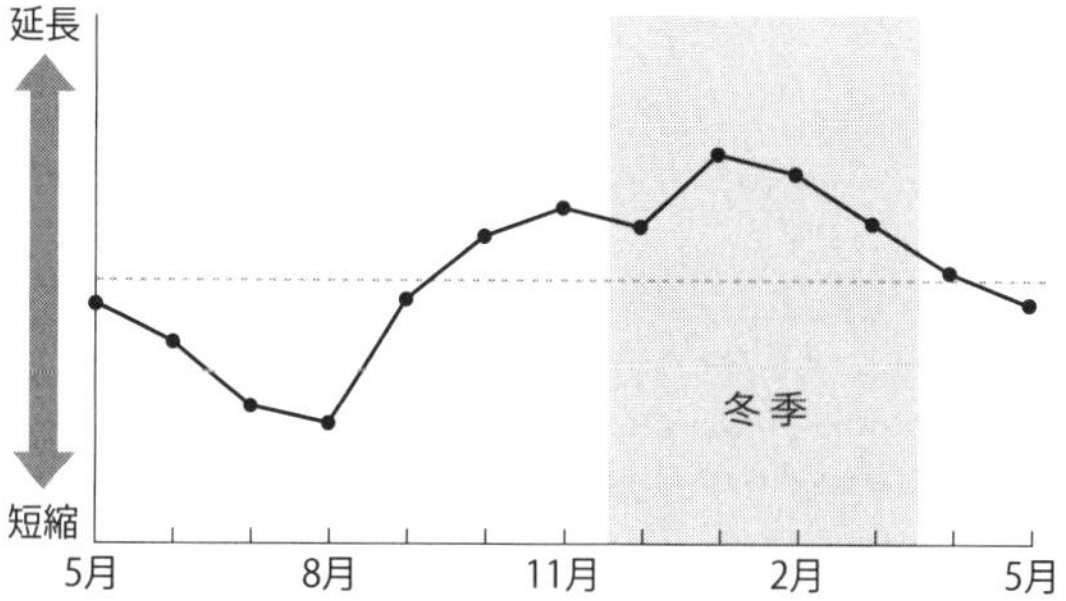

体重

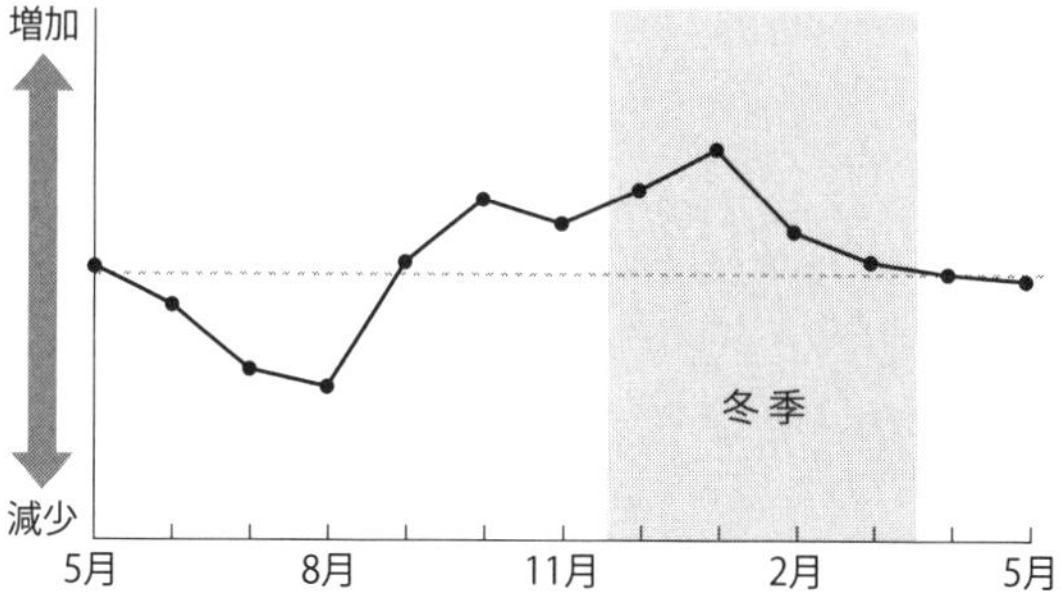

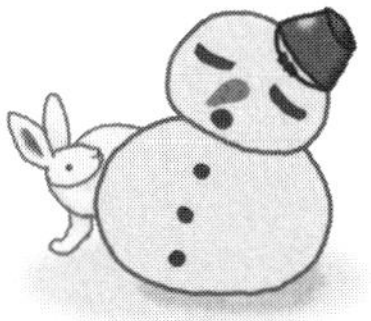

冬のつらさは冬季うつ？

北国に限らず、冬になると眠くて朝がつらい、体重が増える、という経験をしている方は少なくないと思う。筆者らが全国各地に居住する一般人約1000名を対象に行った調査でも、成人の10％で睡眠時間と体重に明瞭な季節変動が認められた。睡眠時間、体重ともに1月がピークで、8月が最低となる。

この種の調査は世界各国で行われていて、人種、文化、南北半球に関わらずほぼ同様の結果が得られている。

冬季に眠気や体重が増加するのと同時に、「人と会うのが面倒」「何事も億劫《おっくう》」など抑うつ症状が一緒に出現することがある。冬季うつである。秋口から始まって、春先には自然に改善するためそれと気づかず、「寒いから仕方がない」と諦め、長年つらい正月を過ごしている方も少なくない。

突然ですが、左のチェックリストに答えてみてください。結果は何点でしたか？

変化の度合いについての具体的な数値はなく、回答者の印象で答えてよい。A～Fの各項目の点数を合計する（最高点は24点）。

	変化なし（０点）	少し変化（１点）	中等度変化（２点）	かなり変化（３点）	極端に変化（４点）
A 睡眠時間					
B 人との付き合い					
C 全般的な気分のよさ					
D 体重					
E 食欲					
F 活動性					

このチェックリストは「季節性評価尺度」（Seasonal Pattern Assessment Questionnaire/SPAQ）と呼ばれ、気分や睡眠の季節変動の大きさを簡単に知ることができる。

合計点が7点以下であれば季節変動が「正常範囲内」、8～11点であれば「冬季うつの前段階」、12点以上は「冬季うつの可能性がある」とされる。

冬季うつに影響する日照時間

先の筆者らの調査でもＳＰＡＱを用いた。高緯度地方から低緯度地方まで広くカバーできるように北海道（札幌）、秋田県（秋田市）、千葉県（銚子市、習志野市）、鳥取県（鳥取市）、鹿児島県（鹿児島市、奄美市）の5道県7地域で調査を行った。

冬季うつのハイリスク者（12点以上）の割合が一番高かったのは秋田（4・0％）。二番目が札幌（2・9％）。その他のエリアの平均は1・4％であり、いわゆる北国で割合が高いことが分かる。

ところが例外もある。鹿児島県奄美市（調査当時は名瀬市）である。ハイリスク者の割合が秋田、札幌並みに高かったのである。秋田、札幌、そして南国奄美、これらの共通項が何か分かりますか？

答えは日照時間が短いこと。

気象庁が作成した1981〜2010年までの30年間の観測値（平年値）によれば、秋田市の年間平均日照時間は1526時間で、都道府県庁所在地の中では全国で一番少ない。ちなみに全国平均は約1897時間、トップの山梨県甲府市では2183時間である。

しかし日照時間を観測している全国の気象官署全体で比較すると、最も少ないのは山形県の新庄（約1323時間）、そして二番目が鹿児島県の奄美市（約1360時間）なの

図26 年間日照時間と調査地点

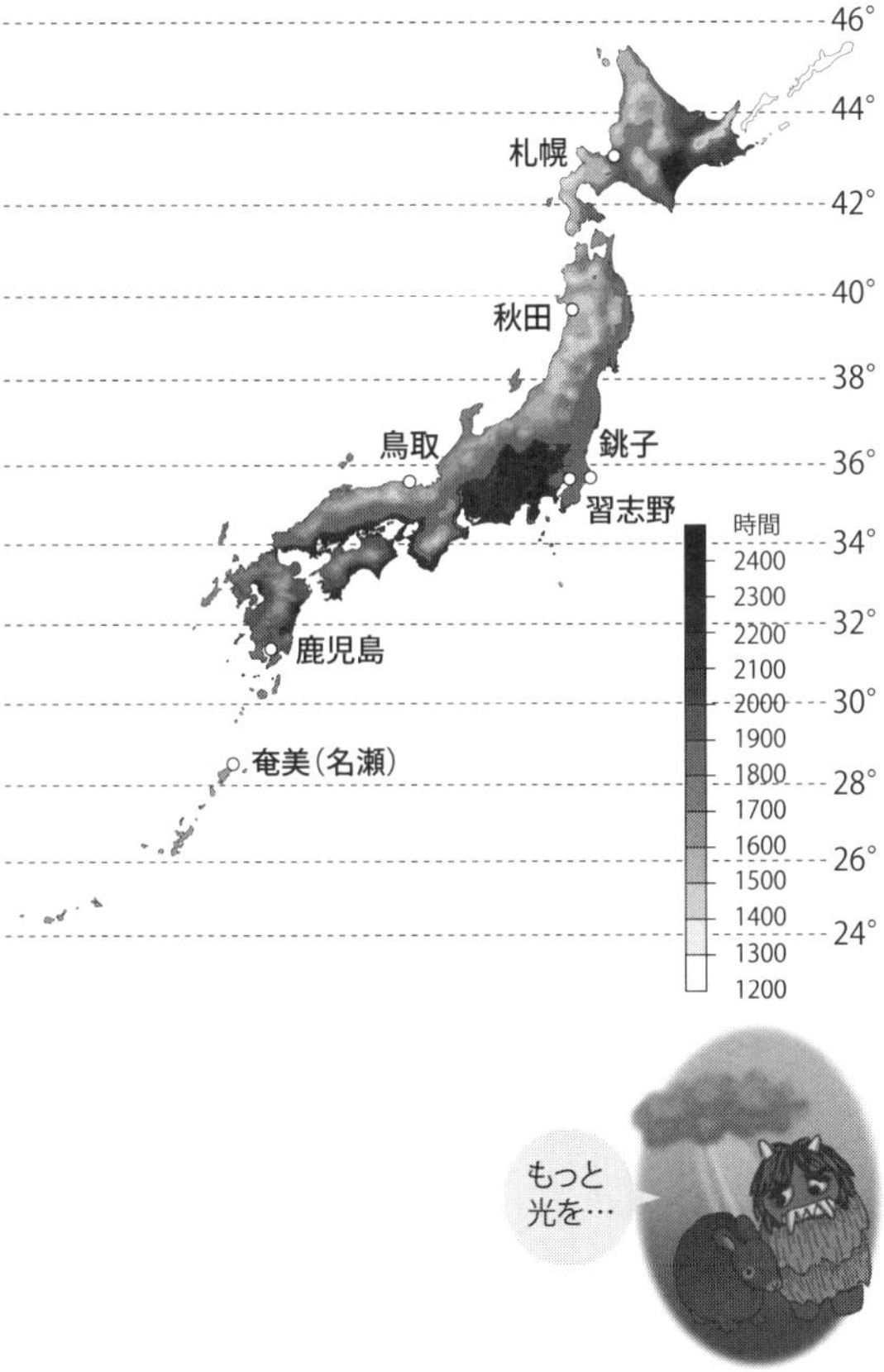

気象庁のメッシュ平年値図（1981～2010 年）から作成。

だ。

ナゼ南国奄美で日照時間が短いのかというと、北からの冷たい気流と南からの暖かい気流がちょうど奄美群島や沖縄諸島付近でぶつかり、雲が多くなりやすいためらしい。

とまれ、ここから分かるのは、冬に睡眠時間が長くなり、食欲が増え、気分が低下するのは緯度や寒暖ではなく、**日照時間が短くなることが原因**だという点である。

少し込み入った話をすると、日照時間と日長時間のどちらが冬季うつの発症に重要であるのか結論は出ていない。日照時間と日長時間の違いは冬季うつのメカニズムにも関わる深～い話なので、次の第21回に改めて詳しくご紹介する。

〝見ること〟以外に及ぶ光の作用

日光はどうやって私たちの睡眠や気分をコントロールしているのか？ 疫学調査や生物学的医学研究から、その興味深いメカニズムの一端が明らかにされつつある。

現代生活はさまざまな光に取り囲まれている。太陽光はもちろんだが、白熱電球、蛍光灯、ＬＥＤなど人工照明の光に満ちあふれている。日本人研究者３名が青色ＬＥＤの発明で２０１４年のノーベル賞を受賞したことは記憶に新しい。最近はキャンドルも人気だそうな。

これらさまざまな光の情報は網膜の光受容細胞で神経シグナルに変換され、その大部分は視神経を通って後頭葉の視覚野に向かう。すなわち「物を見る」ために使われる。これを光の**視覚性作用**と呼ぶ。普段、我々が光のありがたみを実感するのは、視覚性作用によって物の形、色、質感が分かることによる。

物事の常で、視覚性作用があれば、**非視覚性作用**もある。光情報の一部は視覚野ではなく、その他の広範な脳領域に向かう（図27）。

その出発点はやはり網膜に存在するメラノプシンと呼ばれる特殊な感光色素を持つ神経細胞（神経節細胞）である。メラノプシン含有細胞から出た神経シグナルは視神経の途中で分かれて視床下部の視交叉上核に向かう（網膜視床下部路）。

視交叉上核に入った神経シグナルは、さらに他の視床下部や脳幹部にある重要な神経核に向かい、自律神経機能や気分の調節のほか、図27に挙げたような多様な非視覚性作用を

図27 光の非視覚性作用

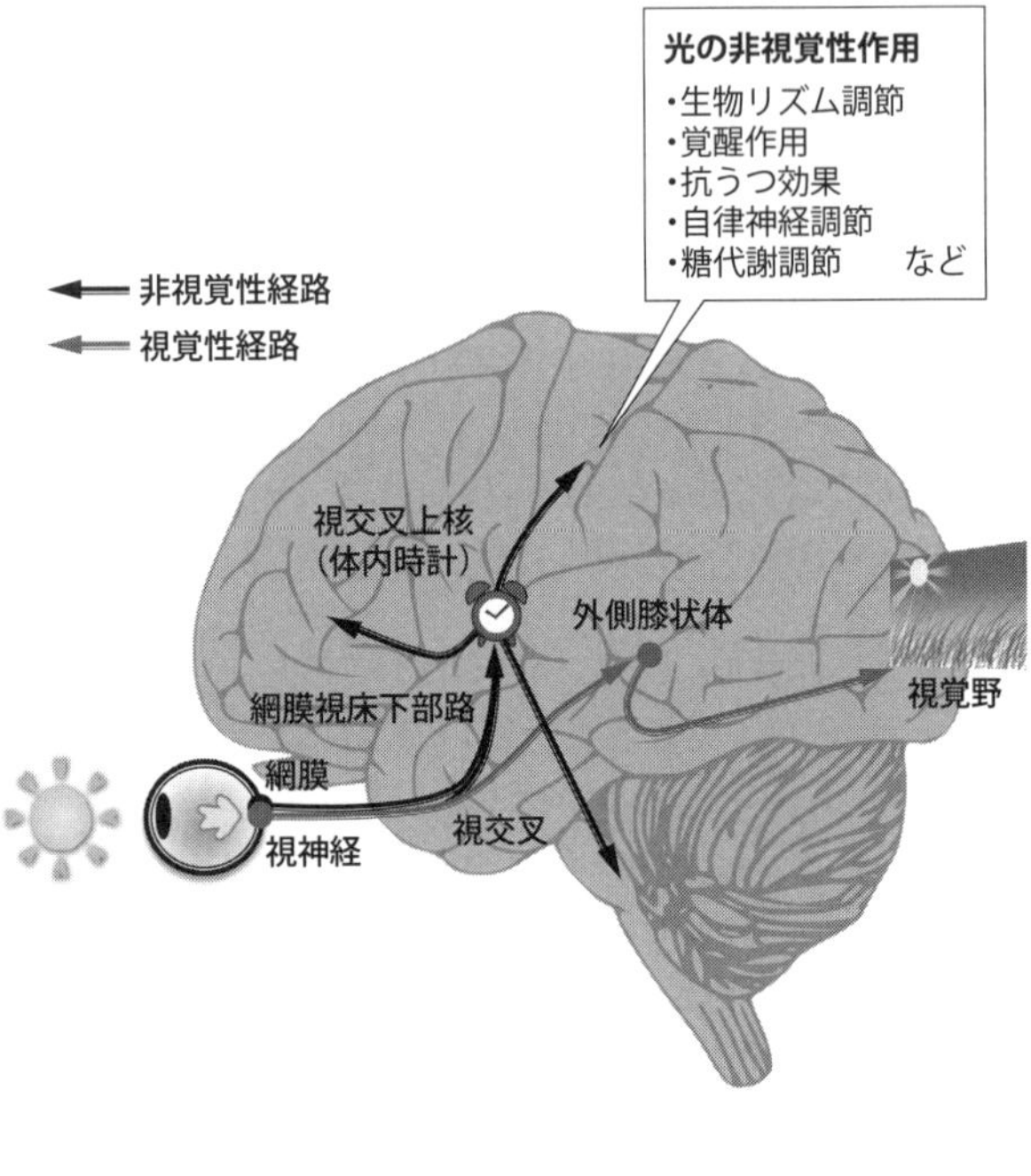

物体に反射した光は瞳孔を通過して網膜に至る。網膜の光受容細胞で神経シグナルに変換された光情報は、視神経を通り外側膝状体を通過して後頭葉の視覚野に向かう（視覚性経路）。一方、メラノプシン含有神経節細胞から出た神経シグナルは視交叉で分かれて直上にある視床下部の視交叉上核に向かう（網膜視床下部路）。視交叉上核は約24時間周期の体内時計シグナルを発振する神経核として有名だが、非視覚作用の中継核としても重要な役割を果たしている。

発揮する。すなわち、光は物を見ること以外にも私たちの心身機能にさまざまな影響を及ぼしているのである。しかし私たちが非視覚性作用を実感することは少ない。「冬になって曇天が続いたり、北国のように日照時間が短くなっても、室内照明もあるし生活に不便なし！」そのような考えは大きな誤りである。

物を見るには十分な明るさでも、非視覚性作用にとっては不十分、真っ暗闇、という場合もあるのだ。少なくとも日照の季節変動に過敏な人々にとっては、冬季の日照不足が眠気やうつなど心身の不調の原因になっている。

極端に日照時間が変動する極地圏では一般生活者の生殖活動にすら季節変動が認められるとのレポートもある。逆に、盲目の人でも網膜視床下部路が正常に働いて非視覚性機能が保たれている場合もある。

以上をプロローグとして、次回以降で冬季うつを引き合いに光環境が私たちの心身に及ぼすユニークな作用やその対処法についてもう少し詳しくご紹介する。

ちなみに「もっと光を！」という実にベタなタイトルについてご説明すると、死の床にあったゲーテを安静にするため召使いが窓を閉めて部屋を薄暗くしていたところ、少し元気になったゲーテが「もっと光が入るように、寝室の窓のシャッターを上げてくれ」と語ったのを、後年の伝記作家が現在のように書き直したのだとドイツ語学者の信岡資生氏は指摘している。

薄暗い部屋でゲーテも気分が滅入ったに違いない。

「もっと光を！」を「さらなる啓蒙《けいもう》を」という意味に捉える向きもあるようだが、信岡資生氏の解釈の方が私にはしっくりくるのである。

第21回
もっとバナナを！冬季うつの自己治療

冬季うつに関するインターネット上の記事を見ると、おしなべて「冬の日照不足→うつ気分、過眠、過食→日光で改善」というストーリー展開である。

このシナリオは間違いではないが、それだけでは冬季うつ、ひいては日光と健康との関係を考える上で深みがなく残念である。冬季うつの病因や治療についてもう少し掘り下げてみよう。

冬季うつとは何か？

確かに冬季うつは日照時間が短くなる冬に発症することが多く、高緯度地域すなわち北国に多いのは事実である。しかし前回、鹿児島県名瀬市（現在の奄美市）の例でご紹介したように低緯度地域（南国）でも天候不順がちの場所では発症率が高くなる。

また、春先にいったん症状が改善しても、梅雨に再燃することもある。さらに言えば、春でも夏でも天候次第で気分が悪くなることがある。

とすれば、いったい冬季うつとはなんぞや？　その回答は以下の通りである。

冬に特異的に発症するうつ病なのかと問われれば、答えはノー。

冬に症状が悪化する可能性の高いうつ病なのかと問われれば、答えはイエス。

すなわち冬季うつの冬季とは冬に症状が出現しやすいといった程度の意味合いなのだ。

冬は曇天日が多くうつ症状が日々連続して出現するため、不調（疾病）として認識されやすい。冬以外でも気分不良は感じることがあるが単発であることが多く、症状も軽めであるため生活に大きな支障が生じない。しかし、この天候に依存した気分の変わりやすさこそが冬季うつの本質的な問題なのである。

朝の日照時間がうつに影響する？

ここにオーストラリア、メルボルンの研究者であるランバートらが行った興味深い研究がある。彼らは１０１名の健康ボランティアを集め、首の奥にある動静脈から血液を採取して脳内でのセロトニン利用率（代謝回転）の季節変動を算出したのだ。この研究が行われた２０００年当時は、このような凄まじい方法をとらなければ脳内のセロトニン利用率は正確に測定できなかった。彼らの努力の結果判明したのは健康な人でも冬に脳内セロトニン利用率が顕著に低下するということ（図28）。

その後、ＰＥＴ（positron emission tomography：陽電子放出断層撮影）を用いた先

図28 冬季に低下する脳内セロトニン利用率

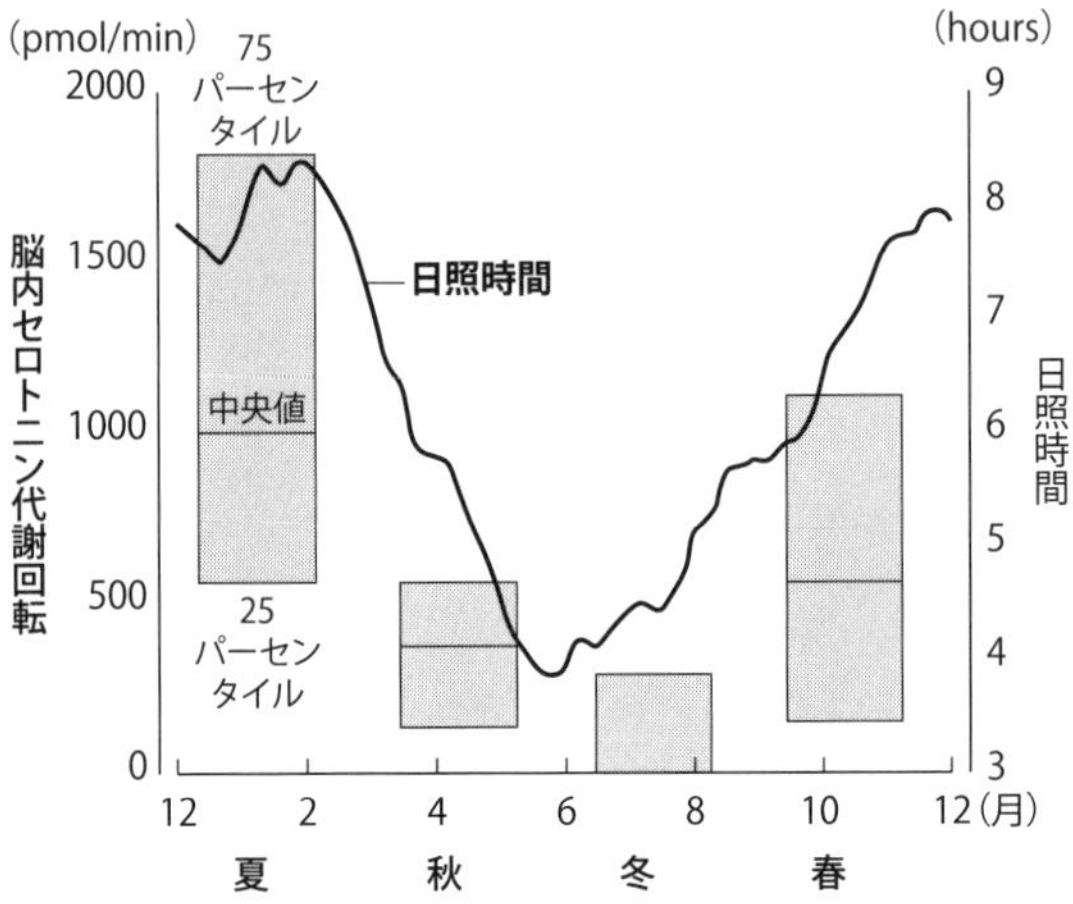

脳内セロトニン代謝回転の季節変動（Lambertらの研究から引用、2002年）。この研究は南半球にあるオーストラリアのメルボルンで行われたため季節と月が逆転している。冬季に脳内セロトニン利用率が著しく低下していることが分かる。実はセロトニン利用率は季節というより検査当日の日照時間に相関していた。

端的研究により、冬に脳内のセロトニン神経機能の活動が低下することが確定した。

セロトニンはうつ病の発症に関連する神経伝達物質として有名だが、うつ病の中でもとりわけ冬季うつと密接な関連がある。セロトニン神経機能の低下は気分の悪化だけではなく過眠や過食の原因になり、まさに冬季うつの症状に合致するからである。

健常人でも冬に食欲が増し睡眠時間が長くなる背景にはこのような脳内セロトニン機能の季節変動が関わっているのである。

先のランバートらの研究ではもう1つ大事な発見があった。脳内セロトニン利用率は気温や降雨量などとは関係せず、日照時間、とりわけ「**検査当日の朝の日照時間**」と強く関連していることが明らかになったのである。

このデータが意味するところは大きい。太陽光はその日のうちに（おそらくわずか数時間のタイムラグで）脳内セロトニン機能を調整している可能性が高まったからである。

これが本当であれば、梅雨時に冬季うつ症状が再燃したり、たとえ夏でも天候に気分が左右される現象が容易に説明できる。いや、私たちだって朝から天気がドンヨリしていると気分も沈み込むではないか。あれは曇天や雨という視覚や心理作用だけではなく、非視覚性作用の産物でもあるのだ。

光とセットで必要なトリプトファン

日照時間が脳内セロトニン機能を調整するメカニズムも徐々に明らかになってきた。目から入った光刺激は脳幹部にある「縫線核《ほうせんかく》」という神経核（神経細胞の集まっている場所）に到達する。この神経核はセロトニンを合成して全脳に幅広く分布させる役割を担っていて、光はその活動を活発にさせるのだ。日照による気分のアップダウンはこの神経回路を介して調整されているらしい。

冬季うつには人工的な高照度光を浴びる光療法が有効で、6～7割の患者さんに効果がある。冬の日照不足を補うというシンプルな発想から生まれたユニークな治療法で、ご存じの方も多いだろう。

この光療法には欠かすことのできない大事なパートナーがいる。セロトニンを生成するための原料となる必須アミノ酸、**トリプトファン**である。

必須アミノ酸とは、体内で合成できず栄養分として摂取しなければならないアミノ酸のことで、トリプトファンも９種類ある必須アミノ酸の１つである。したがって食事中のトリプトファンが不足するといくら日照や人工光で刺激しても縫線核内で十分量のセロトニンが合成できなくなり、光療法の効果が発揮されないのだ。

たとえすでに光療法の効果が出ている患者さんでも、トリプトファンが含まれない食事に切り替えるとわずか24時間で血中トリプトファン濃度は著しく低下し、同時にうつ症状が再燃してしまうことも分かっている。トリプトファンは次から次へとセロトニンを合成するのに使われるため、在庫をため込むことはできないのだ。

トリプトファンはバナナやプロセスチーズ、豆乳などに多く含まれる。栄養バランスのよい食事をとっていればトリプトファンが不足することはない。

しかし脳内セロトニン機能が低下している冬季うつの患者さんは、できるだけ多くのトリプトファンを体内に（そして脳内に）取り込むために無意識のうちにある行動を取るようになる。それは「甘いもののドカ食い」である。

甘いもので気分がよくなるのはナゼ？

通常、うつ状態では食欲は低下する。しかし、冬季うつの患者さんはひどく甘い物を欲しがり、体重が増加する。一日中チョコレートを手放せない、夜間に菓子パンを大量に食べてしまうなどの不思議な症状が見られる。甘い物（糖質）、すなわち炭水化物をとることがセロトニンとどのように関係するのだろうか。

食物から摂取されたトリプトファンは血液で脳まで運ばれる。トリプトファンが血管内から脳内にどれだけたどり着けるかは、血管壁を乗り越える時の競争相手であるその他のアミノ酸（チロシンやロイシンなど）との濃度比に大きく左右される。

専門的な説明は割愛するが、炭水化物を摂取すると膵臓《すいぞう》から分泌されるインスリンの影響で血中のトリプトファンの比率が高まり、脳内にたどり着く割合が増加することが明らかになっている。

ひとことで言えば、甘い物を食べると脳内のセロトニン濃度が高まるのである。しかも

図29　炭水化物が脳内セロトニン機能を高める

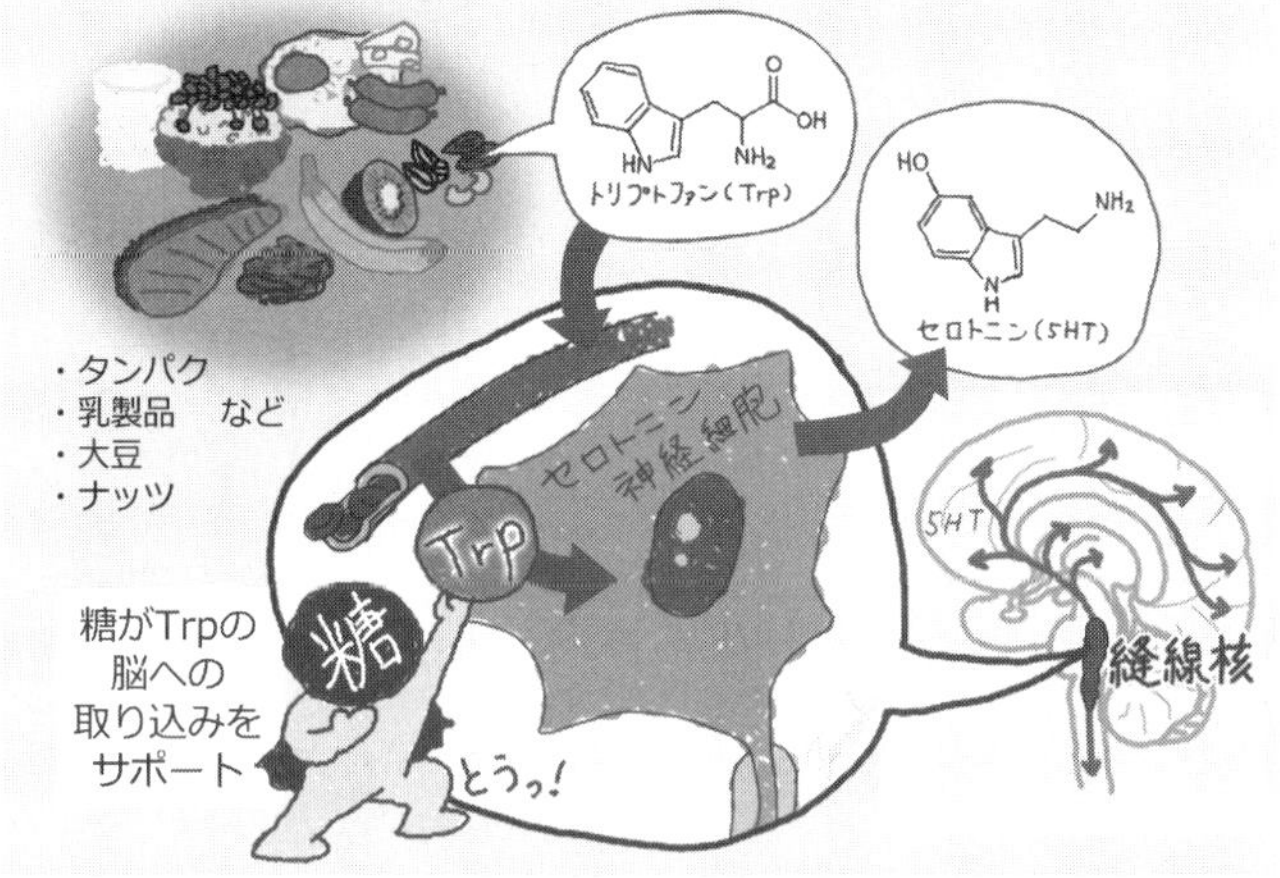

数時間のうちに。したがって、冬季うつに見られる炭水化物の欲求は、無意識的に行っている自己治療行動であるとも言える。

先に紹介したランバートらの研究とあわせて考えると、朝に炭水化物をしっかり取って、日照を浴びると午前中に気分が回復するのに効果的であることが分かる。

実際、冬季うつの患者さんに糖質リッチな食事をとらせると、高タンパク食摂取時に比較して活力と多幸感が増大する。間接的に抗うつ薬であるＳＳＲＩ（セロトニン再取り込み阻害剤）を服用しているようなものだ。女性がイライラしているときに甘味を求めるのも似たような機序ではないだろうか。

第22回

光は「いつ浴びるか」より「浴びた量」

冬季うつのメカニズム

本稿を連載していた2014年の冬至《とうじ》は12月22日であった。2014年は冬至と新月が重なる19年に一度の朔旦《さくたん》冬至で、昼夜を通して最も明かりが少ない一日らしい。

これ以降は明るくなるばかりということでおめでたい日とされているらしいが、暗いのが苦手な冬季うつの方にとっては、さっぱりおめでたくないのである。縁起物のカボチャはトリプトファンをたっぷり含んでいるので、日光浴とあわせて冬を乗り越えていただきたい。

日長時間と日照時間

これまで2回にわたり日照時間の話ばかりしてきたが、実は研究者の間では「冬季うつの発症に『日長』と『日照』のどちらが大事か？」というかなりマニアックな科学論議がされてきた。この２つの違い、お分かりですか？

日長時間とは日の出から日没までの時間である。一方、**日照時間**は一日のうちで「直達日射量」が1平方メートルあたり１２０ワット（120W/㎡）以上になる時間と定義される。ざっくりと言うと直射日光で物の影ができる程度の日差しが出ている時間である。

日長時間と日照時間はおおむね比例するが、もう１つ日照には「量」という考え方がある。日照時間は同じでもお天気次第で**日照量**は大きく異なってくる（図30）。

冬季うつは高緯度地域でよく発症することが疫学調査ではっきりしたので、当初は日長時間の大きな季節変動が主な病因と考えられていた。緯度が高くなるほど日長時間の季節変動が大きくなるからだ。

図30 日長時間と日照時間の違い

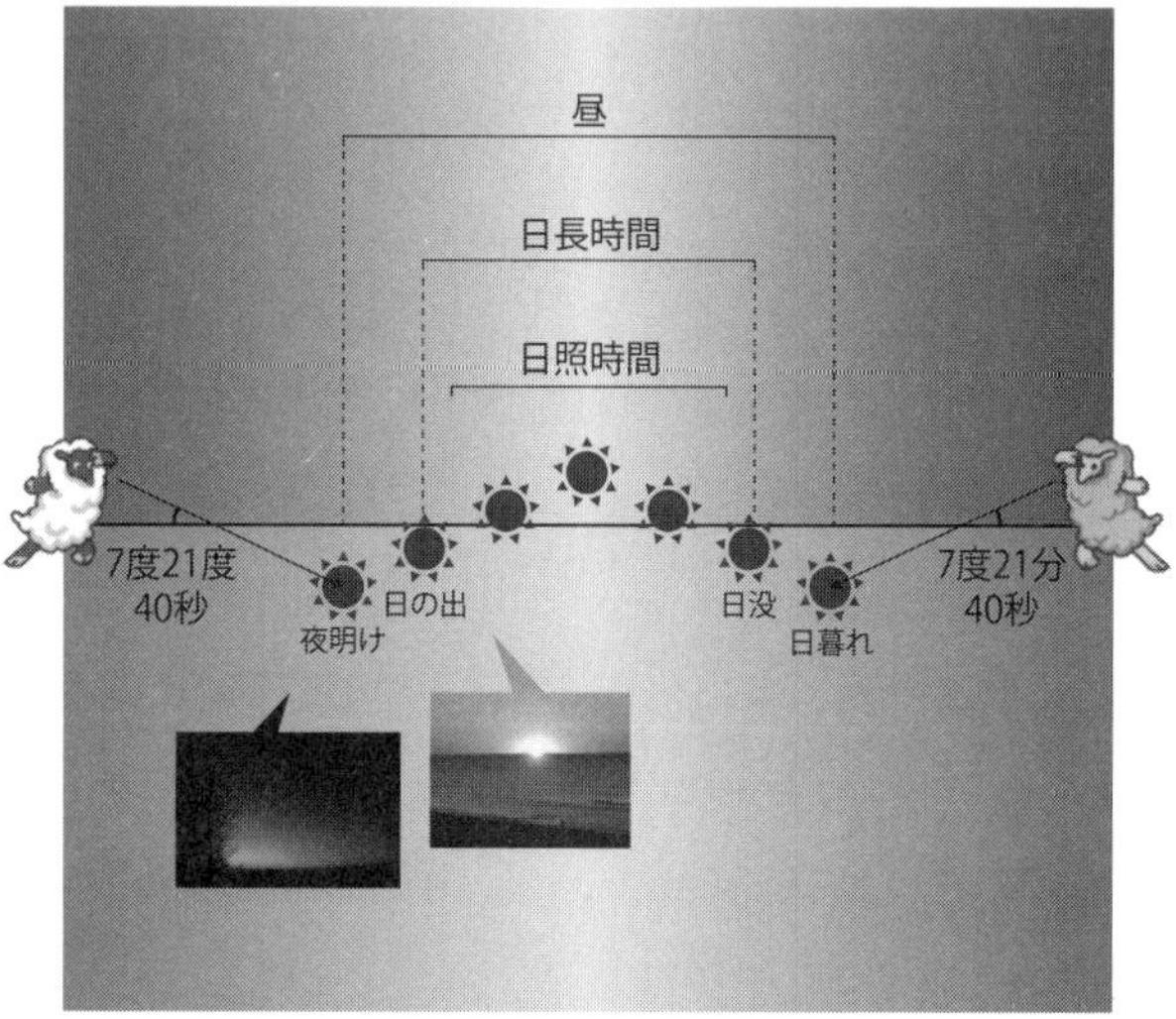

日長時間は日の出から日没までの時間、日の出時刻は太陽の上縁が地平線（水平線）から現れる時刻、日没時刻は太陽の上縁が地平線（水平線）に隠れる時刻。ちなみに、「昼」とは夜明けから日暮れまで。夜明けとは日の出前の薄明が始まる時刻（太陽の俯角が7度21分40秒）で日の出の約36分前。日暮れとは日の入り後の薄明が終わる時刻（太陽の俯角が7度21分40秒）。

日長時間は夏至で最長、冬至で最短となり、札幌では4時間半もの変動が生じる。

冬季うつに有効な高照度光療法も朝と夕方に数時間ずつ太陽光に近い強い光を浴びる、すなわち夏季の「日長時間」をシミュレートするという極めて単純な発想から始まった。人工光でニセの日の出と日没をでっち上げ、脳と体を夏と勘違いさせようというのである。ジョークのようなその試みは大成功した。１９８０年代初めのことである。速効性があり、治療効果の大きい患者さんでは数日でうつ症状が改善する場合もある。

季節を感知するダークホルモン

実際、日長時間の季節変動は多くの生物の行動に大きな影響を及ぼしている。例えば、動物では渡り、回遊、生殖などが、植物では花芽形成、落葉などが日長時間に応じて特定の時期に精確に生じており、このような現象を「光周性」と呼ぶ。

光周性のメカニズムもかなり詳しく解明されていて、メラトニンがその鍵を握っている。メラトニンは体内時刻を体中に伝えるホルモンだが、別名ダークホルモン（暗闇を伝

高照度光療法

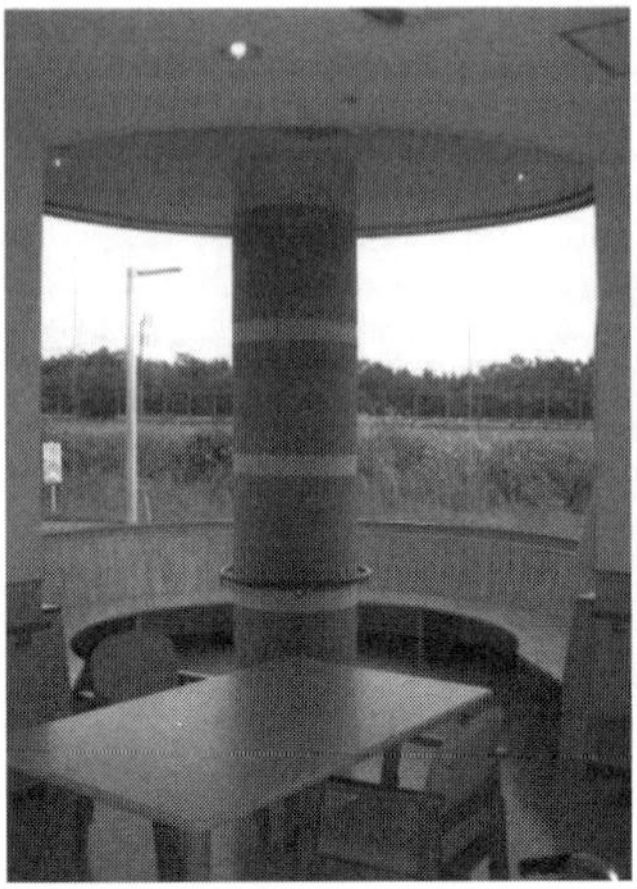
屋外光採光コーナー

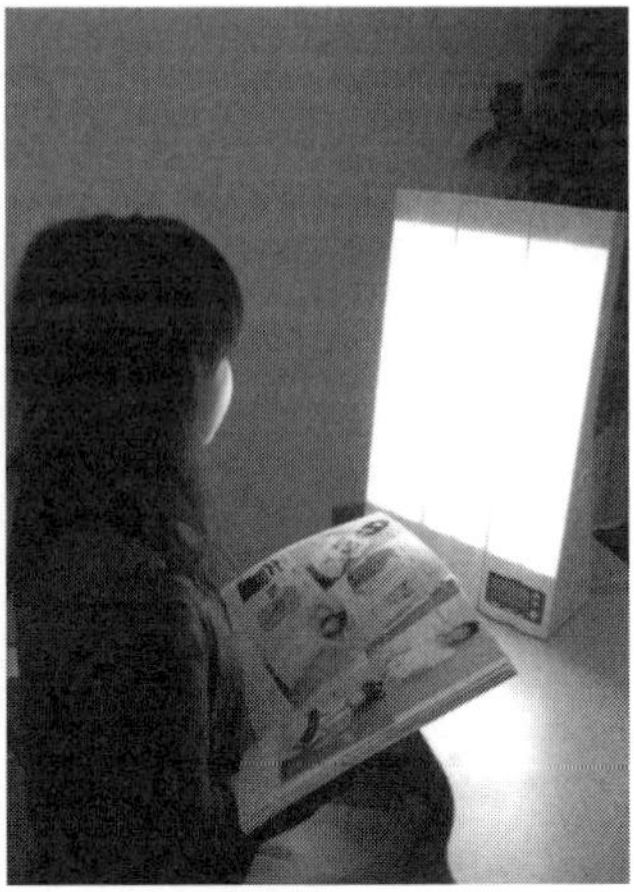
ポータブル型光療法器

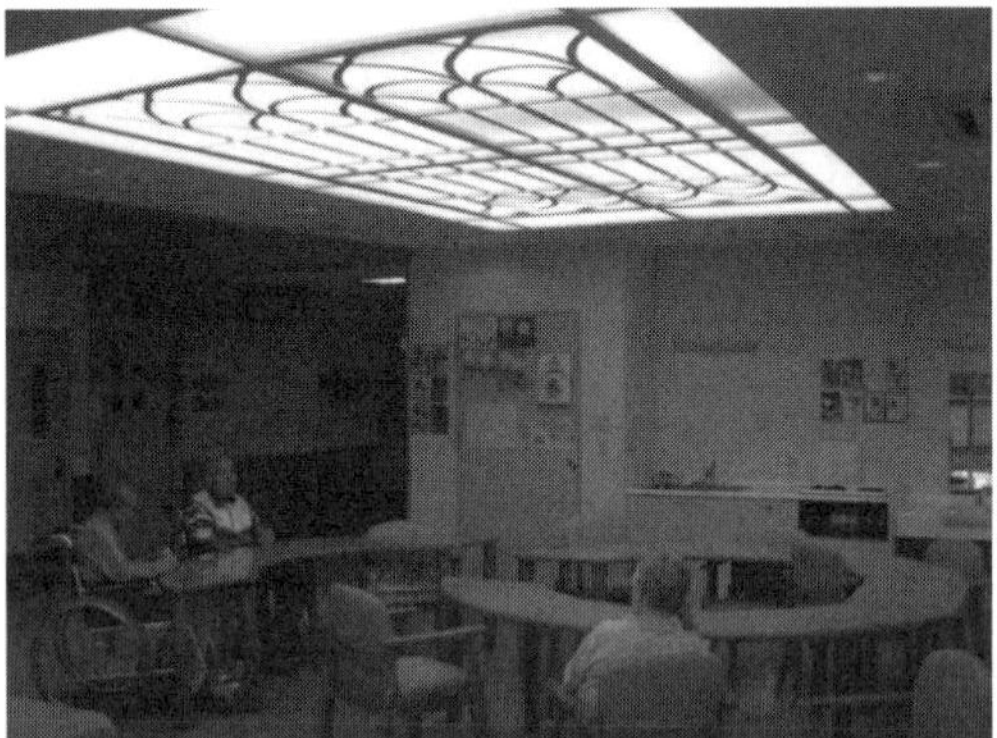
光照射ルーム

高照度光療法とは一日の特定の時間帯に数千〜1万ルクスの強い人工光を浴びる治療である。光が網膜にしっかり届くように正面から目で見るのがポイント。光療法は冬季うつ患者の6〜7割で効果が見られる。卓上型の照射器が一般的であるが、最近では LED 光源を用いた照射器も販売されている。数千ルクスの高照度光を浴びられる光照射ルームもある。

えるホルモン）とも呼ばれる。というのも、メラトニンは昼にはほとんど分泌されず夜になると活発に分泌される特徴があり、日長時間に応じて分泌時間が変動するためだ。鳥やネズミなど多くの動物は日長時間をメラトニンの分泌時間の長短という信号に変換して季節を感知しているのだ。

さて、人でも日長時間を通じて季節を感知する能力が残っているのであろうか？残念ながら、一般人ではその能力はだいぶ弱くなっているようだ。ワシントンD．C．の郊外にあるベセスダに居住する健康成人を対象にした調査では、夏と冬でメラトニンの分泌時間に全く差が見られなかった。ベセスダは北緯38度53分、日本だと新潟や山形あたりにあり、それなりに日長時間の季節変動は大きい。

なぜ人で日長時間の感知能力が衰退したかその原因は分かっていない。現代生活では人工照明が発達したため、日長時間の季節間差が乏しくなっているからであろうか。低緯度地域で進化の初期を過ごした人類が、その後に高緯度地域に移動していく際に、季節を感知できない人間の方がより多く生き残れたという説を唱える研究者もいる。

ところが、である。どうやら冬季うつの患者さんではこの季節感知能力が残存している

図31 冬季うつは環境光の季節変動に敏感

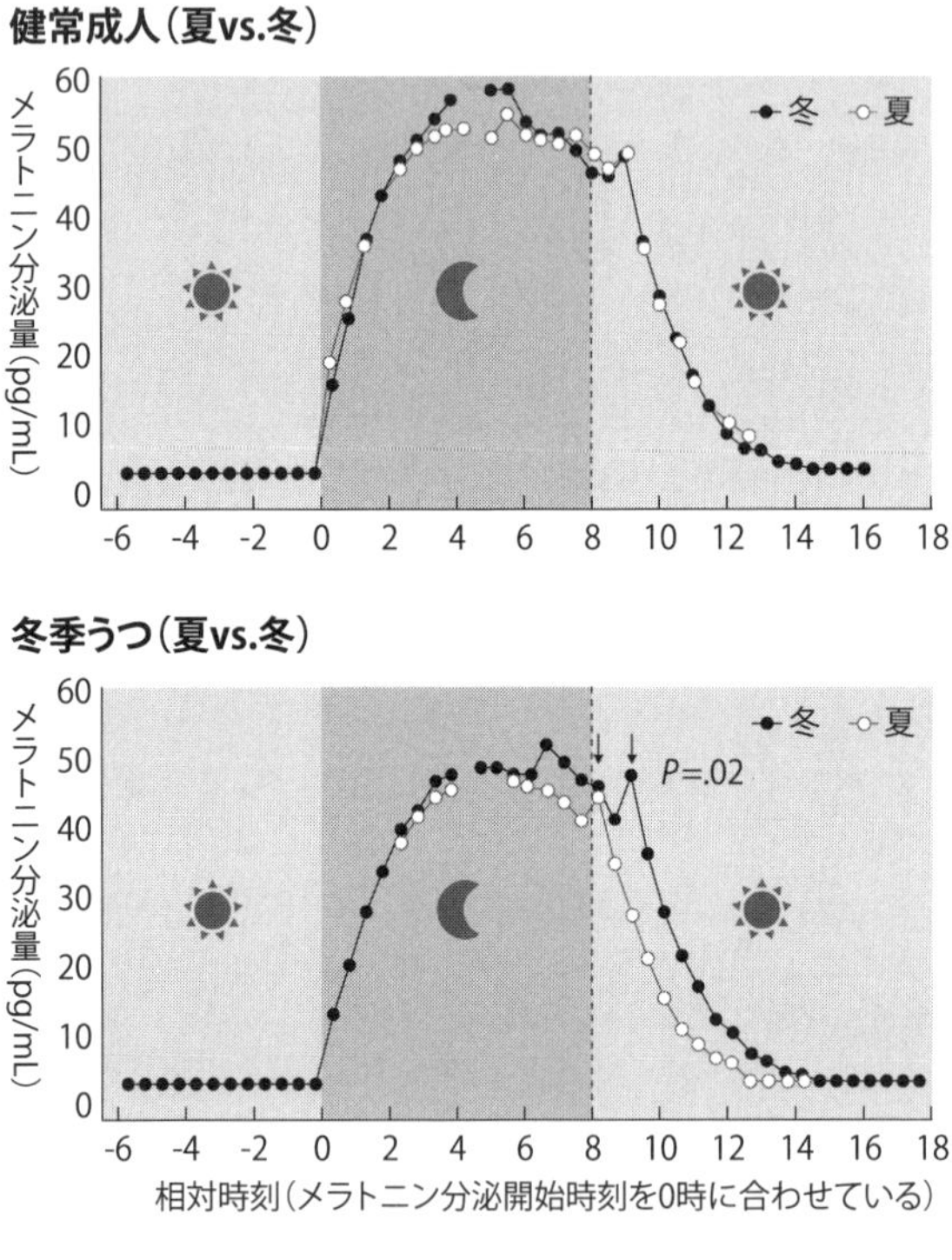

冬季うつの患者さんでは夏にメラトニン分泌時間が短縮している。冬の分泌時間は健常者と患者さんとの間に差はない。Wherら（2001年）から改変して引用。

らしいのだ。同じベセスダに居住する患者さんで調べたところ、夏と冬でメラトニン分泌時間に明瞭な差があったのだ。

しかも、である。冬の分泌時間には健常者との間に差がなく、夏の分泌時間が有意に短くなっていたのである（図31）。

日照不足で発症することから光に対する感受性が低下しているイメージがあったが、むしろ敏感であったのだ。光に過敏であることが何故にうつ症状をもたらすのか詳細は不明である。

しかし、秋から冬にかけての光環境の落差がなんらかのトリガーを引いて、気分や食欲、睡眠に関わるセロトニン神経機能の低下をもたらしていると考えられている。

「いつ浴びるか」より「浴びた量」

次に、日長時間や日照時間よりも、**日照量**が少なくなるのが問題なのではないかという意見が医療現場から湧き上がってきた。

いくら夏の日長時間をシミュレートするのが効果的とはいえ、慌ただしい朝夕に数時間も光療法器の前に座っているのは大変である。もう少し負担を減らす方法はないだろうか。これが患者さんと治療者の悩みであった。そのため、朝だけ、昼だけ、時間があるときに行う、などさまざまな変法で光療法が行われるようになった。

その結果、「光療法の時間帯を変えても効果に違いがないのではないか？」そのような印象を持つ治療者が増えていった。

冬季うつが広く知られるようになった1980年代後半、私は新米精神科医として秋田で診療をしていた。冬季うつの患者さんをおそらく日本でも最も多く診察していたと思うが、やはり同じような印象を持っていた。「いつ浴びるか」より「浴びた量」だと。

1990年代に、さまざまな時間帯における光療法の効果検証試験が多数行われた。体内時計（生体リズム）に及ぼす影響は光を浴びる時間帯によって大きく異なるため、どの時間帯の光療法が最も有効であるか知ることは、冬季うつの病因論にもつながる関心事でもあった。

これまでのデータを総合すると、日中いずれの時間帯で行っても光療法の効果はほぼ同

図32 日常生活における照度

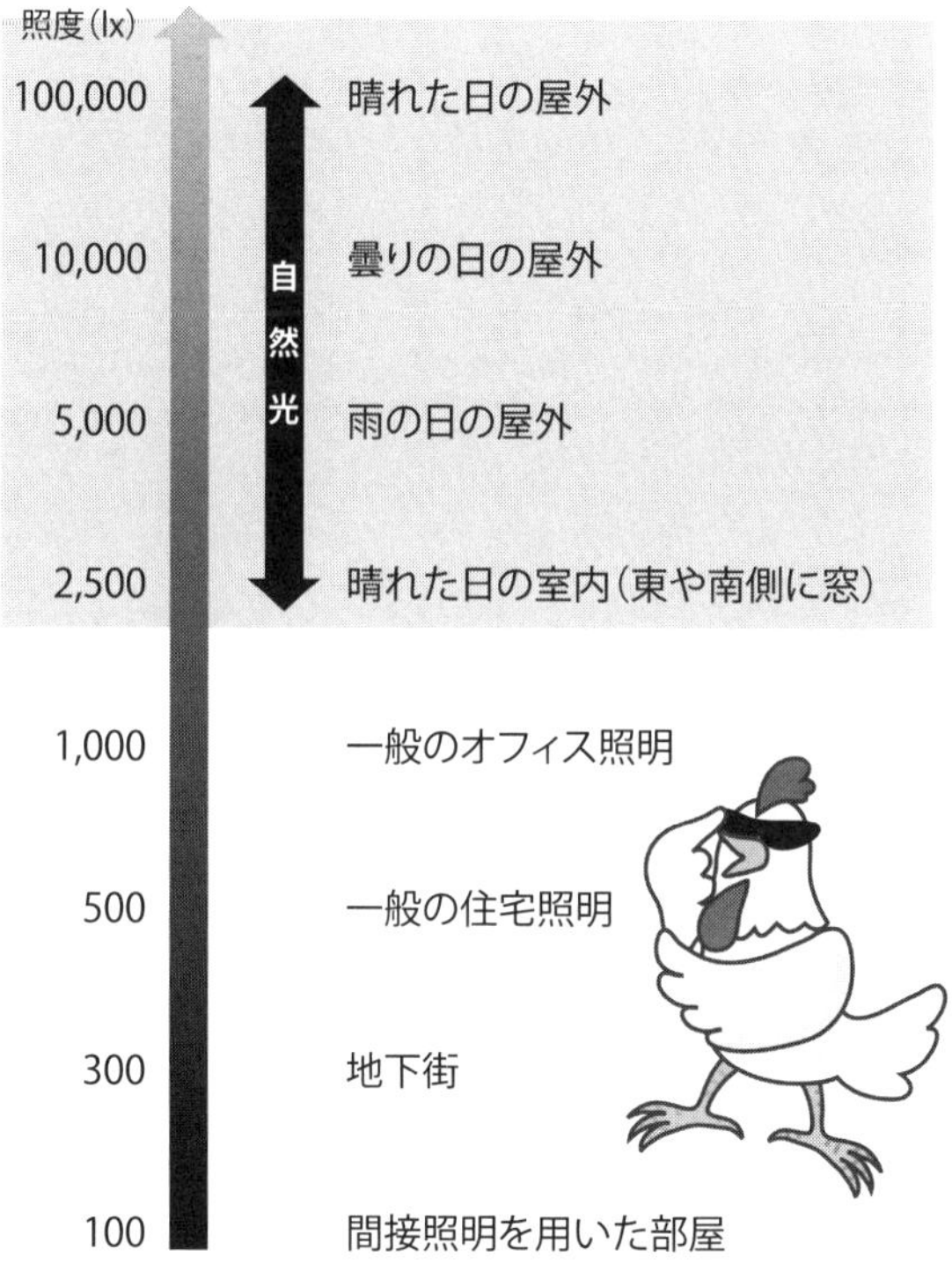

曇天でも屋外であれば１万ルクスの照度が得られるが、視線の方向で目に入る光量は大きく変わる。できるだけ明るい日差しの方向を眺めよう!

等であることが判明している。朝の光療法がベターだという意見もあるが、実際にはさほどの違いはない。光療法の時間に制限がないことは治療を受ける側から見れば福音である。ちなみに夜の光療法はダメ。体内時計を大幅に夜型にしてしまうし、そもそも眠れなくなる。

光のタイミングよりもむしろ光の量の方が重要だとして、光療法にはどのくらいの強さの光が必要なのだろうか。

一般的には2500〜1万ルクスの高照度光を用いる。大まかに言えば、照度×照射時間に比例して治療効果は高くなる。1万ルクスの光を1時間程度浴びると確かな効果が得られる。

日常生活で浴びることのできる光照度の目安は図32を参考にしていただきたい。

冬季うつになる人はどのぐらいいる？

以上ご紹介してきたデータは何を意味するのであろうか。まとめてみよう。

まず、**冬季うつの患者さんは光に対して敏感らしい**。結果的に日長（日照）時間や日照量の季節変動を感知する能力が残っており、むしろ敏感に反応してうつ症状や過眠過食が発症していると考えられる。

光環境のどの要素に反応しているのか。これはまだ不明な点もあるが、日照量の減少が大事な役割を果たしていることは間違いなさそうだ。

ちなみに「冬季うつは病気なのか？」という質問を受けることがあるが、冬季うつは間違いなくうつ病の一型である。精神疾患の国際診断基準でも気分障害の季節型、季節性感情障害などの診断名が明記されている。本稿ではもう少し馴染みやすい通名である冬季うつという名前を用いた。

先にご紹介したように健常人でも気分や食欲、睡眠に季節変動が見られるが、冬季うつではさらに変動が大きく日常生活に支障が出るほどになる。そのような段階に至った場合、病気として診断される。

では、冬季うつ病の患者さんはどのくらいいるのだろうか。米国で行われた面接調査では「それまでの人生で罹患した人の割合（生涯有病率）」が０・４〜１・０％、より高緯度のカナダでの調査では約3％であった。同じ時期のカナダのうつ病（大うつ病）の生涯有病率が26％なので、うつ病の10分の1が冬季型であると試算されている。

第22回でご紹介した簡易診断スケールであるSPAQを使った調査では「調査時に罹患している人の割合（時点有病率）」は北国で3～4％、全国平均では1％であった。

冬季うつは決して稀な疾患ではない。今そこにある病気なのである。

冬季うつの発症メカニズムや光感受性の分子メカニズムなどについて、現在も精力的に研究が進められている。冬季うつで悩む方に少しでも早く朗報が届けられるよう私たちも微力ながら頑張っている次第である。

第23回 寝てはいけない時間に眠る人々、その傾向と対策

少し遡るが、第15回で眠ろうとしてもなかなか眠りにくい「睡眠禁止ゾーン」についてご説明した。

体内時計の指令で夕方過ぎに覚醒力が高まり、日中にたまった眠気を一時的に打ち消してくれることで生まれるゴールデンタイムのことだ。普段0時頃に寝つく人であれば20〜22時頃、まさにアフターファイブをエンジョイしている時間帯である。

ところが、せっかくのゴールデンタイムに寝床に潜り込んだ結果、質の悪い眠りに陥って損をしている人々がいる。

本日は代表的な3つのタイプをご紹介しよう。

不眠症に早寝は効果なし

まず1番手はおなじみの不眠症の人である。夕食が終わる頃にはまぶたが重い、テレビを見ても集中できない、だるくて横になりたいなど早寝の理由はさまざまである。「睡眠禁止ゾーン」ど真ん中の20時過ぎに睡眠薬を服用して就床してしまう人も少なくない。

「睡眠禁止ゾーン」で就床するのは実に効率が悪い寝方である。寝つきに時間がかかり、睡眠薬も効きにくい。たとえ入眠できても睡眠の持続性が悪いので短時間で目が覚める。

それも道理で、この時間帯ではまだ脳温も高く交感神経優位であるため、質のよい睡眠が取れるコンディションが仕上がっていないのである。まぶたが重い、横になりたいのは疲労感のためであり、自然な眠気とは異なるのだ。

実際、臨床研究からも早寝は不眠に対して効果がない、むしろ不眠を悪化させることが明らかになっている。

睡眠薬を服用しても「ボーっとした感じ」はあっても眠りに入れない、3、4時間ほど

図33 睡眠禁止ゾーンと就床時刻、睡眠時間との関係

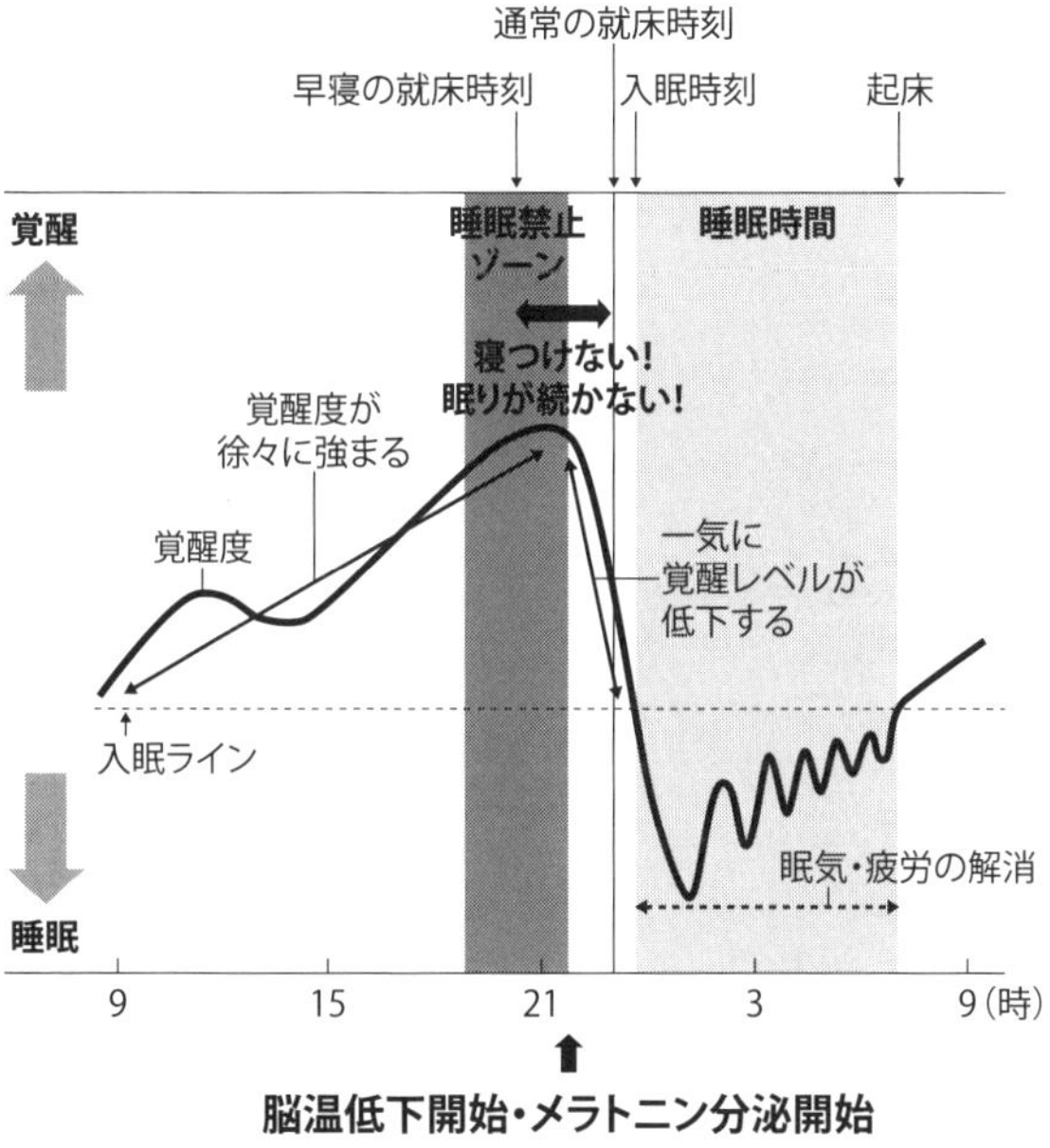

※時刻は午前０時頃に眠る人の平均

普段０時頃に寝つく人（"睡眠禁止ゾーン"が20〜22時）を想定した図。本格的な睡眠に入ることのできる時刻は体内時計で決められている。就床（消灯）時刻を早めても入眠困難や中途覚醒が増えるばかりで効率がよくない眠りになる。逆に、夜型では「睡眠禁止ゾーン」が後方にシフトするため深夜１時でも覚醒度が高くなる。

もして薬の作用が薄れてきた頃になってようやく眠りに落ちるなどの訴えをよく聞くが、なんのことはない「睡眠禁止ゾーン」のために睡眠薬の効果が打ち消され、生理的な睡眠のプレッシャーが高まる0時過ぎに眠りに入っただけなのだ。

仮に21時頃に寝ついたとしても、早ければ1時間、長くても数時間ほどで目を覚ましてしまう。その後は朝までの長～い夜をウツラウツラして過ごすことになる。この毎晩経験する「つらい時間」こそが、不眠恐怖、寝室恐怖を呼んで慢性不眠症に陥る最大の原因である。

そのため、最新の不眠治療法である認知行動療法では「睡眠禁止ゾーン」あたりで早寝をするのを禁じ、むしろ**生理的な眠気が十分高まる時刻まで就床を我慢する遅寝を勧めている。**

寝つけない入院患者

損な寝方をしている2番手は入院患者さんである。多くの病院では否も応もなく21時に消灯されてしまう。

特に若い世代だとそのような早い時間に眠れるわけがない。その上、起床時刻である朝6時までの9時間が実に長い。中高年ともなると一晩の実質的な（脳波上の）睡眠は6～7時間程度なので、ヘタをすると夜中に3時間近くも目を覚ましていることになる。自宅と違ってリビングで一服ついたり、読書をしたりすることもできないので苦しさは倍増である。

実際、入院中に不眠が悪化して睡眠薬の服用を始めてしまう患者さんはとても多い。ということで、入院患者さんは損な寝方をさせられている被害者と呼ぶ方が正しい。

少し高級な個人病院などでは個室が多く消灯時刻もかなり融通がきくようだが、大学病院や公的病院などでは、消灯時間の変更は労務管理にも関わるためなかなか難しい。

知り合いの医学部教授は私の講演を聴いた後に病院の消灯時刻を1時間遅くしてはどうかと病棟師長に交渉したものの、たっぷりお小言をいただいて早々に退散したと教えてくれた。患者さんのためにもう少し柔軟な発想を持ってもいいのにね。

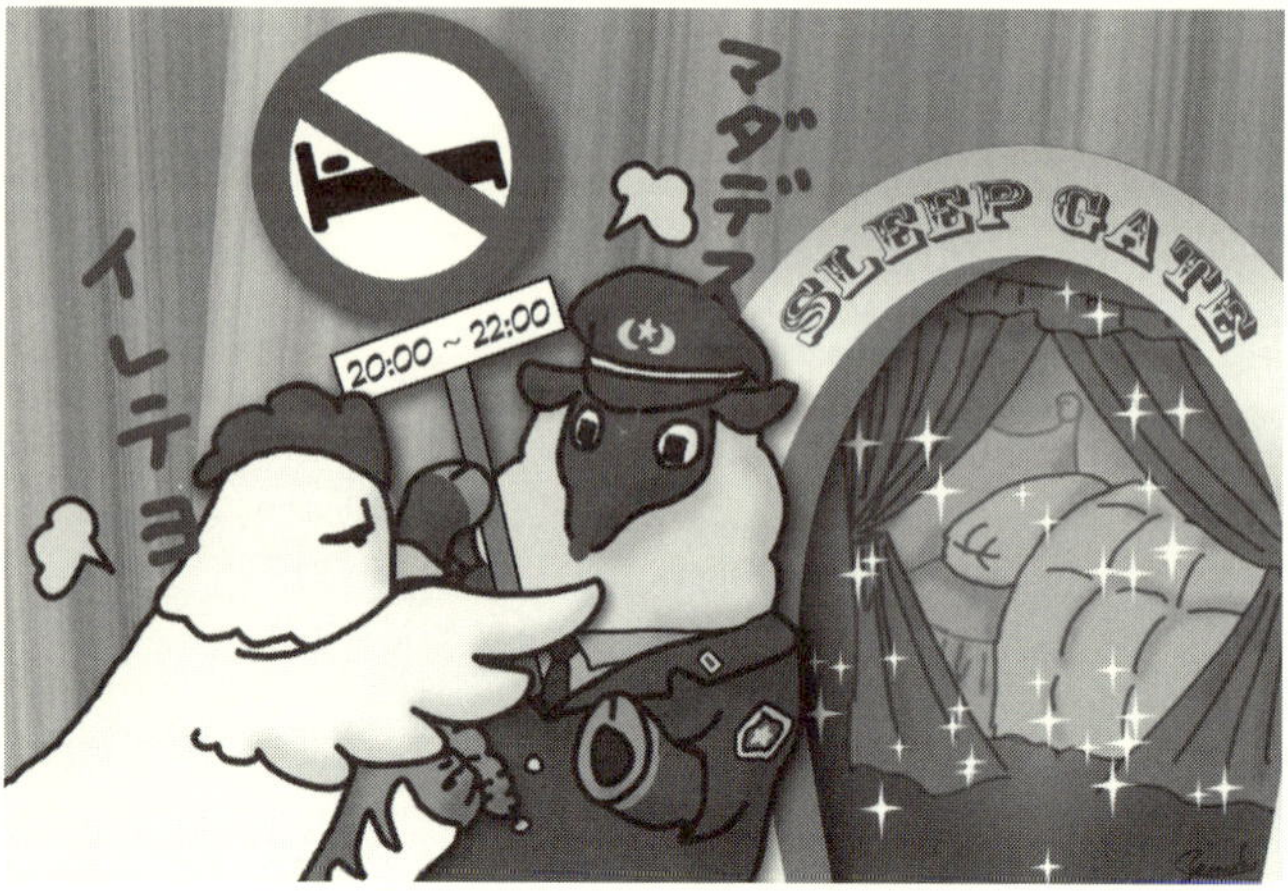

夜型と朝型の睡眠禁止ゾーンは大きな差がある

さて、3番手は夜型の人である。

これまで「睡眠禁止ゾーン」は20～22時頃と書いてきたが、これは冒頭でも書いたように「普段0時頃に寝つく人」の場合である。実は個人差がかなり大きい。以前筆者らが行った測定では、わずか100名程度の体内時計時刻ですら7時間もの開きが見られた。そのため「睡眠禁止ゾーン」も、強い朝型の人では18～20時あたり、強い夜型の人では深夜1～3時あたりと大きな開きが生じる。

一般的には眠気が強まる深夜でも、夜型の人は目がパッチリし、むしろ仕事や勉強の能率が上がってしまう理由もお分かりいただけると思う。

夜型の人の中には20代から寝つきが悪く不眠症と誤診されて睡眠薬を服用している人がいる。このタイプの入眠困難には睡眠薬が効きにくいことは先に説明した通りである。

夜型による不眠の見分け方は比較的簡単。寝つきは悪くてもいったん寝つくと爆睡する。週末に夜更かしして昼頃まで寝坊しているのは、ほぼ夜型。早寝ができるようになるには「睡眠禁止ゾーン」を前倒しにしなくてはならない。

上手に早寝をするには

ではは夜型の人はどうするか。近道は**週末の寝坊をやめる**ことである。

平日に早起きをして通勤や通学時に朝日を浴びていると徐々に体内時計＝「睡眠禁止ゾーン」が早まり寝つきがよくなるのだが、週末に寝坊をすると一気に逆戻りしてしまう。少なくとも3週間は寝坊をせずに過ごせば体内時計は平日の起床時刻に合わせて安定化してくる。そして寝つける時刻も標準的な時間帯に近づいてくる。週末の寝だめをしないと当初は寝不足感が強いが、それは昼寝で補うようにしてほしい。

休日もいったん目を覚まして起床からの6時間（体内時計を朝方にシフトする時間帯）は自然光を積極的に浴びる。そして必要ならばその後に20〜30分程度の短い昼寝をするのがベストなやり方である。

子供の「夜型」

最後に、同じ夜型でも少し変わったケースを紹介しよう。子供の夜型である。

注意欠陥多動性障害（ＡＤＨＤ）の子供さんの中には就床抵抗が強い（寝床に入るのを嫌がる）タイプがいる。従来は睡眠障害でひとくくりにされていたが、夜型が原因の一つであることが分かってきた。同じＡＤＨＤ児でも寝つきのよい児童に比べて寝つきの悪い児童では体内時計の時刻が遅れていたのだ。

結果的に、母親は「睡眠禁止ゾーン」で必死に寝かしつけようとし、子供は必死に抵抗するというバトルを繰り返していた。寝つきの悪い子供の母親に限って早寝をさせることに躍起になってしまうことがある。夜の親子げんかは子供の興奮を高めるばかりだし、睡眠薬も無効である。

このようなケースでは光やメラトニンを使って体内時計を調整してやる方が効果的なのだが、残念なことに親も医療者も睡眠リズムの問題として認識していないことが多い。

ほかにも、やたらと早寝を強いられて夜間徘徊《はいかい》が悪化している認知症の高齢者や、不眠や眠気に悩む早出・遅出・深夜勤務者など、「睡眠禁止ゾーン」と生活スケジュールのミスマッチのために眠りに苦労している人々は少なくない。

私たちは個人の「睡眠禁止ゾーン」を簡単に調べる方法の開発に取り組んでいるが、その成果は別の機会にご紹介したい。

あとがき

睡眠とはまことに不可思議な生体現象です。第一に、万人にとって心地よい眠り、回復感のある眠り、長寿につながる眠りを特定の「数値」として表すことができないのです。本書でも詳しく説明しましたが、睡眠時間一つとっても3時間台のナポレオン型から10時間台のアインシュタイン型まで人それぞれ、もはや個性と呼んでもいいでしょう。

そもそも生物にとっては、睡眠のような生命に必須の生体現象に、まるで身長や顔つきのように大きな個人差があることは非常に稀なのです。これはロングスリーパーにもショートスリーパーにも、朝型にも夜型にも、それぞれメリットデメリットがあり、特定の睡眠時間や睡眠リズムの人間たちだけが生き残り（自然淘汰）において有利であったわけではないことを意味しています。睡眠科学を扱った第2章では、こうした睡眠の意義やメカニズムについて解説しました。

また、心理的な影響が大きいのも睡眠の特徴です。眠りに何の問題も感じていなかったおじいさんが、孫娘に「その長いあご髭をどこに置いて寝ているの?」と尋ねられた晩から気になって不眠症になった、などの逸話がよく知られています。睡眠というのは実にデリケートなものなのです。したがって快眠グッズや治療薬でも「効くと思って使えば効く」というプラセボ効果(心理効果)が絶大です。まさに「鰯《いわし》の頭も信心から」の世界。

ただ、それでは進歩がありません。睡眠医学編である第3章で培った知識を活用してプラセボ効果を上回る効能をゲットしていただきたいと思います。

睡眠科学や睡眠医療に関する誤った情報が流布していることを危惧していることはまえがきでも書きました。普段は医学専門家向けの論文や原稿を執筆することが多く、これまでなかなか一般向けの啓発情報を発信する機会がありませんでした。このたび本書を通じて皆さんに最新の情報をお届けすることができることとなり、とても嬉しく思っています。

本書の元となった「ナショナル ジオグラフィック日本版サイト」の連載の担当者であり、睡眠時間を削って私の拙文を毎回根気強く校正していただいた齋藤海仁氏に改めて感謝します。また、本書の出版と編集を手がけていただいた尾崎憲和氏と葛西陽子氏には、私が徒然なるままに書き散らした原稿をこのように読みやすく再構成していただきました。そして最後に、書籍に華を添える可愛いイラストを描いてくれた妻の由美子に感謝します。精神科医として妻として母として多忙な生活の合間を縫って毎回テーマのツボを押さえたイラストを作成するのは大変だったと思います。本書はその意味で二人の共著だと思っています。

次号のナショジオの原稿に追われつつ
２０１６年新春

三島和夫

ナショナル ジオグラフィック協会は、米国ワシントンD.C.に本部を置く、世界有数の非営利の科学・教育団体です。
1888年に「地理知識の普及と振興」をめざして設立されて以来、1万件以上の研究調査・探検プロジェクトを支援し、「地球」の姿を世界の人々に紹介しています。
ナショナル ジオグラフィック協会は、これまでに世界40のローカル版が発行されてきた月刊誌「ナショナル ジオグラフィック」のほか、雑誌や書籍、テレビ番組、インターネット、地図、さらにさまざまな教育・研究調査・探検プロジェクトを通じて、世界の人々の相互理解や地球環境の保全に取り組んでいます。日本では、日経ナショナル ジオグラフィック社を設立し、1995年4月に創刊した「ナショナル ジオグラフィック日本版」をはじめDVD、書籍などを発行しています。

ナショナル ジオグラフィック日本版のホームページ
nationalgeographic.jp

ナショナル ジオグラフィック日本版のホームページでは、音声、画像、映像など多彩なコンテンツによって、「地球の今」を皆様にお届けしています。

あなたの睡眠を改善する最新知識
朝型勤務がダメな理由

2016年1月26日　第1版1刷

著　者　三島和夫
編　集　尾崎憲和　葛西陽子
デザイン　AD渡邊民人　D小林麻実（TYPEFACE）
発行者　中村尚哉
発　行　日経ナショナル ジオグラフィック社
〒108-8646　東京都港区白金1-17-3
発　売　日経BPマーケティング
印刷・製本　シナノパブリッシングプレス

ISBN978-4-86313-343-3　Printed in Japan

本書はWebナショジオの連載「睡眠の都市伝説を斬る」に加筆修正したものです。